ÉTUDES PRATIQUES

SUR

L'HYDROTHÉRAPIE.

ÉTUDES PRATIQUES

SUR

L'HYDROTHÉRAPIE

OU

TRAITEMENT DES MALADIES

PAR L'EAU FROIDE,

PAR

PAUL VIDART,

Docteur en médecine, Directeur et Fondateur de l'Institut hydrothérapique

DE DIVONNE (AIN).

DEUXIÈME ÉDITION,

REVUE, CORRIGÉE ET CONSIDÉRABLEMENT AUGMENTÉE.

PARIS,

JOËL CHERBULIEZ, LIBRAIRE-ÉDITEUR,

RUE DE LA MONNAIE, 10.

GENÈVE,

MÊME MAISON.

1855.

A MONSIEUR LE DOCTEUR **RILLIET**,

Médecin en chef de l'hôpital de Genève, Chevalier de la Légion-d'Honneur et de l'ordre des Saints Maurice et Lazare;

Membre des Académies de Saint-Pétersbourg, de Turin et de Ferrare, des Sociétés de médecine d'Edimbourg, de Suède, de Marseille, de Zurich, de Genève; de la Société médicale d'observation et de la Société anatomique de Paris; ancien interne lauréat de l'hôpital des Enfants malades de Paris; etc.

Faible témoignage de la profonde reconnaissance de son confrère,

PAUL VIDART, *D.-M.*

INTRODUCTION.

Notre intention, en publiant ce travail, n'est pas, comme on pourrait le penser, d'exposer de nouveau une théorie complète sur l'action de l'eau froide et son importance en thérapeutique ; les auteurs qui ont écrit sur ce sujet l'ont traité déjà d'une manière très-satisfaisante et très-rationnelle. D'ailleurs, dans un mémoire que nous avons publié à la fin de 1849 (1), nous avons présenté largement nos idées sur le mérite et la valeur de l'hydrothérapie, et nous nous croyons dispensé d'y revenir. Nous n'avons d'autre but aujourd'hui que d'accomplir une tâche que nous nous sommes imposée vis-à-vis de nos confrères, celle de rendre compte, à la fin de chaque année, des observations et des faits que nous

(1) Voir *Considérations générales sur l'Hydrothérapie*, 1849.

avons recueillis pendant l'année écoulée, et des résultats qu'il nous a été permis d'obtenir (1).

Notre méthode ne diffère pas beaucoup, en apparence, de celle qui est adoptée en Suisse et en Allemagne; la seule différence existerait plutôt dans le régime alimentaire, substantiel et réparateur que nous prescrivons à nos malades, et dans la température de l'eau que nous faisons varier suivant la force organique du sujet et le genre d'affection dont il est atteint. En effet, l'expérience nous a démontré que la même eau à 6° 1/2 centig., qui, dans un temps donné, doit calmer ou guérir telle maladie, en aggravera les symptômes, si de prime abord elle est employée à cette température; il faut donc un certain tact et une grande habitude pour l'appliquer à propos. M. le docteur La Corbière, qui a publié en 1839

(1) Le deuxième compte-rendu fut publié l'année suivante en 1852, sous le nom *De la Cure d'eau froide;* mais, depuis cette époque, nous avons suspendu ce genre de publication, pensant que les résultats obtenus gagneraient en valeur si nous laissions au temps le soin de confirmer la guérison. En conséquence, nous avons résolu de nous imposer un intervalle de *quatre années :* ainsi, les travaux de 1855, collationnés avec soin, ne seront livrés au public médical qu'en 1857, et à partir de ce moment la publication annuelle des comptes-rendus reprendra son cours ordinaire.

Cette interruption n'est donc motivée que par un sentiment de réserve qui sera, nous le pensons, apprécié comme il doit l'être par nos confrères.

un *Traité sur le Froid, intùs* et *extrà*, résume dans cet ouvrage tout ce qui précédemment avait été écrit sur le froid; mais il est à regretter qu'on n'y rencontre pas une seule loi, un seul précepte qui nous apprenne que, dans tel ou tel cas pathologique, on doive appliquer l'eau froide de telle manière plutôt que de telle autre, à un degré de température ou plus bas ou plus élevé. Cependant, comme il ne faut jamais oublier que, dans tout emploi de l'eau froide, on doit s'attendre à provoquer deux effets : *Action* et *Réaction;* que non-seulement c'est par la réaction qu'on obtient les plus heureux résultats, mais qu'on la favorise ou on la suspend, suivant la température qu'on donne à l'eau, il est de toute nécessité d'invoquer l'expérience, pour établir d'une manière définitive des règles ou des principes qui permettent à l'hydrothérapie de s'élever presque à la hauteur d'une science complète.

M. le docteur Baldou qui, le premier, a fondé en France un établissement hydrothérapique, est le premier aussi qui, au moyen de chiffres, ait formulé certaines lois présidant aux rapports qui doivent exister entre ces trois termes : 1° *la force organique* ou *puissance vitale*, 2° *la durée du bain*, 3° *sa température*, quelque soit d'ailleurs le mode d'application de l'eau, la force organique servant toujours de base à la proportion à établir entre eux. Nous avons depuis longtemps adopté cette méthode qui nous a paru très-sage, et l'expérience nous a démontré que l'auteur était dans le vrai.

Qu'il nous soit permis de reproduire ici la page du livre de M. le docteur Baldou (1), où ces lois sont exposées, puisque, du reste, elles servent de base aux observations pratiques qui forment le corps principal de cet ouvrage :

« 1re PROPORTION :

» La force organique d'un individu étant représentée par 10

» La température de l'eau, représentée par 10

» La durée du bain, représentée par 10

» 2e PROPORTION :

» La force organique étant diminuée de deux degrés et représentée par 8

» La température de l'eau sera augmentée et représentée par........................ 12

» La durée du bain diminuée et représentée par.................................... 8

» Ou bien,

» La force organique toujours représentée par.................................... 8

» La température du bain sera représentée par.................................... 14

» La durée du bain, comme dans la 1re proportion............................... 10

(1) *Instruction pratique sur l'Hydrothérapie*, p. 17, par le docteur Baldou.

» Ou bien,

» La force organique représentée par..... 8

» La température restant comme dans la 1re proportion 10

» La durée du bain sera diminuée et représentée par 6

» 3° PROPORTION :

» La force organique étant augmentée et représentée par.......................... 12

» La température sera diminuée et représentée par 8

» La durée du bain sera augmentée et représentée par.......................... 12

» Cette troisième proportion peut varier comme la seconde.

» Ainsi donc, *rapport direct entre la force organique et la durée du bain; rapport inverse entre la force organique et la température du bain;* ou bien, *rapport direct entre la force organique, la durée et le froid du bain.* Ces lois, sur lesquelles repose jusqu'à ce jour la méthode hydrothérapique, sont simples et peu nombreuses, et c'est ce qui constitue son excellence. »

Comme nous l'avons déjà dit en commençant, nous ne voulons pas entrer dans de plus grands développements théoriques; nous nous bornerons à exposer notre manière de procéder et les principaux phénomènes que présente le traitement hydrothérapique, en énumérant chacune des opérations qui se pratiquent à Divonne. Nous ferons précéder cette analyse du rapport lu par M. le docteur Rilliet, le 5 juin 1850, à la Société de médecine de Genève, après avoir visité notre établissement; l'insertion de ce travail nous évitera d'entrer dans d'autres considérations sur Divonne en particulier, et nous permettra d'abréger le chapitre consacré aux réflexions générales sur l'hydrothérapie, telle qu'elle est pratiquée de nos jours. Puis viendront les maladies traitées cette année, les résultats obtenus et la durée de chaque cure : ces maladies seront divisées par groupes, et dans chacun d'eux seront détaillées quelques-unes des observations les plus remarquables et les plus intéressantes.

Nous voulions d'abord publier en entier et avec la plus grande exactitude le compte-rendu de cette année; mais malgré les soins que nous aurions apportés dans chaque observation à voiler complètement la personne qui en faisait l'objet, nous avons craint de blesser la susceptibilité de quelques malades qui seuls, peut-être, se seraient reconnus, et nous avons cru devoir nous abstenir en obéissant à un sentiment de convenance et de discrétion.

Dans les séries cependant, nous relaterons chaque maladie à son numéro d'ordre, et nous mettrons en regard, soit :

1° *La guérison ;*

2° *L'amélioration avec nécessité d'une deuxième cure ;*

3° *La guérison incomplète, par indocilité ;*

4° *La guérison incomplète, par un trop court séjour ;*

5° *Le même état ou l'insuccès.*

Nous terminerons enfin par une statistique qui permettra d'embrasser, d'un seul coup-d'œil, le nombre des malades traités cette année à Divonne, leur sexe, la durée de leur séjour, le nombre des guérisons et celui des résultats douteux et négatifs. Comme toutes les observations ont été faites avec le soin le plus fidèle, nous mettons celles qui n'ont pas été publiées à la disposition de nos confrères qui désireraient s'éclairer sur l'historique des maladies et sur les moyens hydrothérapiques employés pour les combattre.

Dans son remarquable et savant traité sur l'hydrothérapie, M. le docteur Fleury, après avoir pris connaissance de la première édition de cet ouvrage, semble nous adresser le reproche d'avoir exposé trop sèchement et sans commentaire quatre cas de syphilis constitutionnelle, traités avec succès à Divonne. Nous répondrons à notre honorable confrère ce que nous venons de dire tout-à-l'heure, que nous avons entre les mains les observations parfaitement détaillées, et nous ajouterons que c'est malheureusement dans l'historique des maladies de ce genre que le médecin qui est appelé à publier ses travaux doit apporter le plus de circonspection et de réserve.

La science, qui veut des preuves à l'appui, a le droit de demander autre chose qu'une simple citation; mais nous ne saurions nous décider à publier des circonstances que nous avons juré de tenir secrètes. Une réticence de cette nature se résume pour nous en une question de loyauté et de délicatesse. (1)

En parcourant la série des *névroses* et *névropathies*, nos confrères trouveront deux ou trois observations fort curieuses de paraplégie hystérique, où le magnétisme est venu en aide à l'action de l'eau froide; nous devons leur déclarer ici, avant d'aller plus loin, que nous ne sommes pas magnétiseur, que nous n'avons nulle envie de nous poser comme tel, et que si, malgré cette déclaration, nous nous sommes cette année occupé de magnétisme, cela tient uniquement à des circonstances relatées dans le cours de ces observations, et qu'ils sauront eux-mêmes apprécier.

Nous n'entrons donc dans aucun commentaire sur l'influence magnétique, que nous sommes loin de nier et que même nous acceptons fran-

(1) Voir : *Traité pratique et raisonné d'hydrothérapie*, p. 575, par M. le docteur L. Fleury. 1852.

chement, avec réserve toutefois et dans certaines limites; nous exposons avec la plus grande sincérité tous les faits dont nous avons été témoin, et nous disons à tous nos confrères : *Voyez et jugez.* Il répugne, nous le savons, à la science médicale de chercher à soulever, pour le moment, le voile épais qui cache encore à tous les yeux l'essence et la nature de ce fluide mystérieux; elle attend avec raison que la profanation n'ait plus lieu; elle peut cependant, sans compromettre sa dignité, constater les faits qui s'offrent à elle, quelque surprenants et inexplicables qu'ils paraissent, et attendre, pour s'occuper sérieusement de cette question qu'on ait, une fois pour toutes, chassé les vendeurs du temple.

RAPPORT

LU

A LA SOCIÉTÉ DE MÉDECINE DE GENÈVE,

LE 5 JUIN 1850,

Par M. le docteur RILLIET.

NOTICE

SUR

L'ÉTABLISSEMENT HYDROTHÉRAPIQUE

DE DIVONNE.

L'air, l'eau et le feu ont, depuis l'origine du monde, été utilisés par les hommes pour la guérison de leurs maladies. Il n'est donc pas étonnant que les érudits aient trouvé dans les ouvrages des médecins, même dès la plus haute antiquité, des notions multipliées sur cette méthode récente qui a reçu le nom d'hydrothérapie. A quoi mieux qu'à l'usage de l'eau peut, en effet, s'appliquer l'adage : *Il n'y a rien de nouveau sous le soleil ?*

Depuis Hippocrate jusqu'à nos jours, on ren-

2

contre, à toutes les périodes de la médecine, des indications sur l'emploi de l'eau froide, et l'on pourrait aisément, en rapprochant les uns des autres les passages des différents auteurs, reconstituer en grande partie l'hydriatrie moderne.

Hippocrate fournit les premières notions d'hygiène; Celse conseille les lotions; Galien recommande les boissons froides dans les fièvres...

« Un fait remarquable, dit M. Scoutetten, c'est que dans toute l'antiquité l'eau froide ou chaude, mais la première surtout, était abondamment administrée dans quelques maladies aiguës, particulièrement dans les fièvres, et qu'elle ne l'était pas, si ce n'est exceptionnellement, dans les affections chroniques. »

Pendant tout le moyen-âge, l'eau, comme agent thérapeutique, tomba en discrédit; cependant on trouve çà et là quelques indications dans les ouvrages de Savonarola, Bianchelli, Mercuriali. A la fin du 17e siècle, Jean Floyer se fit l'apologiste du traitement hydriatrique; il vanta l'eau contre l'odontalgie, l'angine, l'encéphalite, les maladies des voies urinaires, les hémorroïdes, le rachitisme. Au commencement du 18e siècle, Frédéric Hoffmann publia une dissertation sous le titre : *De aquâ medicinâ universali ;* il employait l'eau froide en boissons et en bains dans les maladies aiguës et chroniques. Depuis lui, les traités sur les avantages de l'eau froide se multiplièrent dans les différents pays de l'Europe.

Hahn, qui pratiquait à Schweidniz, en Silésie, eut de grands succès, ainsi que son fils qui traita par les lotions froides les malades atteints de la fièvre grave qui régna à Breslau en 1737. De Moneta, de Varsovie, employait l'eau froide contre les affections catarrhales et les inflammations de poitrine commençantes.

En Italie, Jacob Todano et Sangez se servaient de la glace et de la neige. Le premier était connu sous le nom de *medicus per aquam,* et le second de *medicus per glaciem.* Ces deux empiriques rivalisaient de témérité et d'extravagance. Todano traitait toutes les maladies par sa méthode qui consistait principalement à faire boire toutes les trois heures cinq litres d'eau glacée; il ne craignait pas de l'employer chez les femmes en couches, et donnait sans scrupule l'eau froide aux nouveau-nés. Quant à Sangez, il frappait son malade comme une bouteille de vin de Champagne; après l'avoir couché complètement nu dans un drap double suspendu par les quatre coins, il l'entourait de neige jusqu'à la bouche. Il lui donnait fréquemment à boire de l'eau à la glace; outre cela il le faisait balancer jusqu'à ce que la neige fût fondue. On ne peut pas même se demander quel était le plus fou, ou du malade qui se laissait faire, ou du médecin qui faisait faire ; car les pauvres diables que Sangez traitait de la sorte étaient atteints de fièvre grave à la période la plus critique et hors d'état, par conséquent, de résister à leur bourreau.

Tous les médecins italiens n'ont pas imité les folies de Sangez : ainsi, l'on trouve dans Cyrillo des indications rationnelles sur le traitement des fièvres par l'eau froide. Gianini, dont le nom est bien connu en hydriatrie, a employé l'eau avec succès contre les fièvres intermittentes dans la période de chaleur, et contre les fièvres continues, la variole, la rougeole et la scarlatine.

Lorqu'un médecin a dû son salut à l'emploi d'un nouveau traitement, l'importance qu'il lui accorde est en raison de la reconnaissance qu'il lui a vouée; c'est ce qui arriva à Wrigt qui, après s'être guéri par l'eau froide d'une fièvre grave, publia un mémoire sur les avantages des affusions dans les fièvres. Mais, en Angleterre, c'est au docteur Currie que l'on doit les plus belles recherches sur l'hydriatrie. Ce médecin a fait réellement époque dans la science, et doit être cité en première ligne. Une fièvre grave régnait dans l'hôpital de Liverpool; Currie essaya les affusions avec un succès remarquable; depuis lors, il les employa dans différentes maladies, et en particulier dans les convulsions, la scarlatine, la rougeole, la variole. Sa pratique fut des plus heureuses.

Il joignit au coup-d'œil de l'homme de l'art le talent d'observation et la précision du physicien. Suivant lui, l'application de l'eau froide à l'extérieur produit deux effets : l'abaissement de la température du corps en premier lieu, puis la sédation du système nerveux. Il n'avait pas méconnu que l'eau froide est d'autant moins dangereuse que la température de la peau est plus élevée, mais il blâma fortement l'emploi des lotions lorsque le corps était en sueur. Cependant l'usage des Russes, de se rouler dans la neige en sortant de l'étuve, aurait dû l'éclairer sur l'innocuité de cette pratique. Il est vrai que ce sont seulement les Russes bien portants qui s'y livrent; car les médecins de ce pays ont été presque toujours plus opposés à l'hydrothérapie qu'enthousiastes de cette méthode.

Hecquet, en France, fut grand partisan de l'eau : c'est lui que Lesage ridiculisa dans Gil Blas, sous le nom du médecin Sangrado. Pomme alla en renchérissant sur Hecquet; il macérait ses malades dans l'eau; il donnait des bains froids de douze heures, et dès que l'eau se réchauffait il la faisait renouveler.

En chirurgie, l'eau froide a été employée dès l'origine de l'art; mais, chose bizarre, tandis qu'en médecine, depuis Hippocrate jusqu'au 19e siècle, les plus grands noms de la science sont attachés aux découvertes hydrothérapiques, en chirurgie, c'était aux mains des charlatans que pendant ce temps la méthode était tombée. Ils auraient cru ne faire *que de l'eau claire,* qu'on me passe l'expression, s'ils n'avaient pas placé la superstition à côté de la simplicité, en *conjurant* ou *charmant* l'eau, comme on le disait à cette époque de crédulité universelle.

Ambroise Paré s'éleva vigoureusement contre ces sortiléges : « Je dy que ce ne sont les paroles ni les croix, mais c'est l'eau qui nettoie la plaie, et par sa froideur garde l'inflammation et la fluxion qui peuvent venir à la partie offensée. » Cette pratique des charlatans a continué jusque dans notre siècle. Percy raconte qu'étant à Strasbourg, plusieurs militaires furent grièvement blessés à la suite d'un éclat de canon, et qu'un meunier de la province obtint de l'intendant l'autorisation de traiter ces malades. « Le bonhomme, dit Percy, se mit à laver leurs plaies avec de l'eau de rivière, dans laquelle, marmottant entre les dents quelques paroles inintelligibles et faisant divers signes tantôt d'une main, tantôt de l'autre, il jetait une très-petite pincée de poudre blanche, que nous reconnûmes être de l'alun ordinaire; il couvrait ensuite les plaies de charpie qu'il trempait dans son eau, toujours en gesticulant et prononçant à voix basse des paroles secrètes. » Percy, supposant que l'eau était au fond le seul remède, obtint la permission de traiter ces nouveaux malades par l'eau seulement; la guérison fut rapide et complète, et le meunier retourna à son moulin.

Depuis Percy, dont les recherches ont fait époque dans la science, on aurait cru que l'eau devait être d'un usage général en chirurgie, et cependant les grandes autorités n'en disent rien. Boyer, Astley et Samuel Cooper restent muets. Ce n'est que plus tard que Breschet et Bérard jeune se disputèrent la priorité d'une découverte que Joubert, Lombard et Percy avaient faite bien des années avant eux.

Je viens de retracer, très en abrégé, quelle avait été en hydriatrie la marche de la science depuis son origine jusqu'à nos jours. Il est temps maintenant de parler de Priessnitz.

L'on doit en médecine bien plus de découvertes à l'empirisme qu'aux savants systèmes ou aux ingénieuses théories. Priessnitz en est une preuve nouvelle. C'est au hasard qu'il dut l'invention de l'hydrothérapie. Un coup de pied de cheval lui ayant brisé deux côtes, il se borna pour tout traitement, après la réduction, à l'application de compresses d'eau froide. Cette cure éveilla l'attention et attira des malades qui arrivèrent bientôt en foule; les guérisons se multiplièrent, et le retentissement en fut si grand que l'on prétendit que les eaux de Græfenberg possédaient des qualités particulières, et que le maître de l'établissement se servait d'éponges contenant des médicaments actifs. On analysa l'eau et les éponges, mais l'on n'y trouva rien d'extraordinaire. Priessnitz, il faut lui rendre cette justice, n'avait pas même employé la petite poudre du meunier dont Percy nous a raconté l'histoire. C'est en 1829 qu'il commença à recevoir des malades étrangers à la contrée; depuis lors, le nombre des pèlerins de Græfenberg a suivi jusqu'en 1840 une progression rapidement croissante, puisque de 45 en 1829 il s'est élevé à 1576 en 1840; il a plus tard un peu diminué. La vogue a été si grande que, la rapidité des constructions étant loin d'égaler le nombre des arrivants, de grands seigneurs furent obligés de se contenter d'une chambre plus que modeste, et j'ai même entendu raconter que des princes de la maison Esterhazy avaient été réduits, en attendant mieux, à élire domicile sur l'escalier.

« Aujourd'hui, dit M. Scoutetten, Græfenberg est devenu l'hôpital des incurables du monde entier. » — Ces incurables sont pour la plupart de fort bonne maison. Le contraste de leur vie à Græfenberg avec celle qu'ils menaient dans leurs somptueuses demeures, doit bien entrer pour quelque chose dans l'efficacité du traitement qu'on leur fait subir. Les médecins qui ont visité Græfenberg sont unanimes pour reconnaître le talent éminemment pratique et le vrai génie de Priessnitz. C'est un fait digne d'admiration, qu'un simple paysan, ne possédant aucune notion physiologique ou médicale et confiant tout à sa mémoire, ait pu arriver à des résultats thérapeutiques aussi prodigieux. Les malades, enthousiates de sa personne et de sa méthode, lui ont élevé des monuments et décerné de magnifiques récompenses; mais les médecins ne paraissent point animés pour lui des mêmes sentiments, et ce n'est pas sans raison, car il paraît que son caractère n'est pas à la hauteur de son talent. Il est très-peu aimable pour nos confrères qui, à Græfenberg, sont la bête noire du maître et des élèves. Voici le portrait peu gracieux que M. Schedel fait de Priessnitz : « Il est à regretter que l'immense succès qui a couronné ses efforts n'ait pas amené un changement heureux dans son caractère, et que, devenu millionnaire, tout ce qu'il y a en lui de rude et de revêche n'ait pas été adouci par le bonheur. La science y aurait assurément gagné; car, tel qu'il est, son caractère aigre, difficile et entier, vous rebute et vous repousse. On ne trouve rien en Priessnitz de cette franchise d'un homme qui a poursuivi et mis en lumière une vérité nouvelle ou renouvelée. Loin de là, quelque chose d'essentiellement faux dans son regard et dans ses manières vous engage à douter des faits les moins récusables. »

Tel est le portrait peint par un médecin tout-à-fait désintéressé, il faut le dire. — Voici, en revanche, celui qu'a fait de Priessnitz un de ses malades, M. Gross. Cet enthousiaste allemand, en arrivant à Græfenberg, se croit dans un palais enchanté, rempli de princes et de princesses sur lesquels un malin génie a déversé tous les maux de la boîte de Pandore. Au milieu d'eux est le grand magicien Priessnitz, qui, en les touchant de sa baguette merveilleuse, leur rend tout ce qu'ils ont perdu. « Enfin, dit-il en parlant de Priessnitz, je me trouvai face à face avec ce phénomène médical, je le trouvai moins joli et moins spirituel, ou pour mieux dire moins fin et rusé qu'il ne l'est dans son portrait. Au contraire, celui-ci n'a pas l'expression de bonhomie, de calme et de réflexion, répandue sur toute la physionomie de Priessnitz. » Comment concilier ces deux peintures si différentes ? N'est-ce pas que Priessnitz voyait un concurrent dans M. Schedel, et un client dans M. Gross?

Si le portrait tracé par M. Schedel est exact, il n'est, heureusement, pas celui de tous les médecins hydropathes, et j'en connais plus d'un aussi instruit, aimable et désintéressé que Priessnitz paraît l'être peu.

Les malades de Græfenberg partagent la haine que Priessnitz paraît avoir vouée aux médecins : « Ce n'est pas à Græfenberg, dit M. Scoutetten, que l'on chante les louanges de la Faculté, mais on accepte en riant ce petit inconvénient; en effet, les malades qui ne guérissent pas entre les mains des médecins auxquels ils se confient, ne ressemblent-ils pas beaucoup aux hommes qui perdent un procès ? » Je ferai observer au médecin de Strasbourg qu'à Græfenberg on abuse de la permission : les gens qui perdent leur procès n'ont que vingt-quatre heures pour maudire leurs juges, tandis que les malades de Priessnitz maudissent pendant les trois cent soixante-cinq jours de l'année ceux qui jadis leur ont donné des soins.

Si Priessnitz, comme le dit M. Schedel, reçoit si mal les médecins parce qu'il craint la concurrence, il n'a pas atteint son but; car les établissements hydrothérapiques se sont multipliés dans toute l'Europe. D'après M. Scoutetten, il en existait en 1843 une soixantaine, et depuis lors le nombre a dû en augmenter beaucoup. Chaque année de nouveaux établissements s'élèvent; nous connaissons en Suisse ceux d'Albis-brunnen, de Meyringen, de Bretiège, et tout récemment, dans notre voisinage, M. le docteur Vidart vient de créer celui de Divonne.

M. Vidart s'est occupé depuis plusieurs années de l'hydrothérapie; il a publié sur cette méthode un écrit qui contient des vues fort sages. C'est sous sa direction que tous les appareils de bains ont été établis, et leur ingénieuse disposition montre chez celui qui les a fait construire une entente parfaite de tous les procédés hydriatriques. Il faut espérer que des guérisons nombreuses viendront récompenser M. Vidart de toutes les peines qu'il se donne pour un établissement auquel un heureux avenir me paraît réservé.

La localité a été fort bien choisie; le climat de Divonne est très-salubre; on y respire déjà l'air pur de la montagne; les environs sont charmants, et ce n'est pas un petit avantage pour les baigneurs, la promenade faisant partie essentielle de la cure.

Le bâtiment des bains est placé auprès des trois grandes sources principales de la Divonne. Cette eau, comme toutes celles qui jaillissent du pied du Jura, est bien oxigénée, légère, agréable et très-fraîche. D'après M. Vidart, sa température est constamment, été comme hiver, de 6° 1/2 centigrades.

On a utilisé, pour la création de l'établissement, l'ancien bâtiment de la papeterie. Les roues qui servaient autrefois à la fabrication du papier font maintenant mouvoir une pompe qui, après avoir puisé l'eau dans la vaste source qui se trouve presque sous les murs de la propriété, la fait arriver dans la partie supérieure du bâtiment, d'où elle est répartie par des conduits dans les chambres destinées aux appareils de douches et de bains. La hauteur de la chute est d'environ 32 pieds.

On trouve réuni, au rez-de-chaussée, tout ce que l'hydriatrie moderne a inventé de plus utile : là ce sont les grandes douches en pluie froide ou chaude où l'eau jaillit dans tous les sens et atteint simultanément tous les points du corps, et, si le besoin le requiert, la grande douche à la colonne; ici la douche ascendante en colonne, ou bien celle en gerbe ou en pluie. On a même songé aux douches spéciales pour les yeux et les oreilles. Plus loin, on trouve la baignoire traversée par un courant d'eau continu, et la douche si elle est nécessaire. A côté sont les bains partiels simples; ce sont des baignoires contenant seulement quatre pouces d'eau, et dans lesquelles les malades sont frictionnés. Une autre chambre renferme le bain partiel double, qui consiste en deux baignoires contiguës contenant de l'eau à différents degrés; l'on fait passer alternativement le malade de l'une dans l'autre, et on le frictionne fortement. D'après M. Schedel, Priessnitz aurait renoncé dans le plus grand nombre des cas aux enveloppements, et les aurait remplacés par le double bain de température inégale. Les demi-bains à courant continu, les demi-bains tempérés, le bain profond, complètent tous les appareils de bains nécessaires aux diverses formes de traitement.

Les enveloppements dans le drap mouillé ou dans la couverture de laine, les applications froides de toute espèce, excitantes ou calmantes, les bains locaux les plus variés, les injections, etc., sont, il va sans dire, en grand usage à Divonne. C'est dans leurs chambres que les malades exécutent cette partie du traitement.

M. Fleury, dont les recherches hydrothérapiques dénotent un excellent observateur, reproche avec raison à la couverture de laine et au drap mouillé l'inconvénient de n'amener que tardivement, et quelquefois jamais, la transpiration, d'affaiblir les malades sans profit, d'être fort désagréables pour tous, et réellement intolérables pour quelques-uns. On se représente, en effet, quelle dose de patience il faut avoir pour rester emmaillotté pendant plusieurs heures dans une immobilité absolue; le frottement de la laine et le bain de sueur ajoutent encore au supplice. M. Fleury remplace les enveloppements par l'étuve sèche. Il fait asseoir le malade sur un tabouret au-dessous duquel est une lampe à esprit-de-vin, à plusieurs becs; des couvertures de laine l'enveloppent en entier, mais elles sont tenues éloignées du corps par un cerceau; suivant l'effet qu'on veut produire, on allume un ou plusieurs des becs de la lampe, et l'on obtient ainsi rapidement la transpiration; en poussant la chaleur jusqu'à 60°, l'effet révulsif est très-prompt et très-utile dans certaines affections névralgiques; à 40°, on a une simple sudation.

A Albis-brunnen, le docteur Brunnen emploie un procédé très-simple pour les personnes auxquelles l'enveloppement ne convient pas. C'est un bain de vapeur donné de la manière suivante : on fait asseoir le malade sur un tabouret qui lui-même est placé dans un grand baquet plein d'eau chaude; les pieds reposent sur un escabeau placé dans un plus petit baquet rempli aussi d'eau chaude; des couvertures de laine entourent le malade et empêchent l'évaporation; la transpiration arrive ainsi très-promptement. Nous ne doutons pas que le docteur Vidart n'utilise ces nouveaux procédés.

Une ressource précieuse que l'on trouve à Divonne et que l'on rencontrerait difficilement ailleurs, ce sont les trois grandes piscines qui sont traversées par les trois grandes sources de la Divonne, et qui offrent les avantages des bains de rivière à basse température. Nous connaissons tous l'influence heureuse que ces bains exercent sur la santé. Les excellentes recherches de notre confrère le docteur Herpin, sur les eaux de l'Arve, ont démontré tout le parti qu'on pouvait en tirer. La diminution de la chaleur du corps, qui peut être de 10° R. et se maintenir ainsi pendant assez longtemps, la petitesse du pouls et plus tard son accélération, sont les résultats physiologiques de l'immersion dans l'eau de rivière, comme l'a prouvé notre savant confrère qui a fait connaître, en outre, l'action favorable de ces bains dans un grand nombre de maladies. L'établissement qui vient récemment d'être élevé sur les bords de l'Arve, et qui se distingue par son élégance et sa commodité, sa propreté et sa bonne tenue, rend déjà de grands services aux habitants de notre ville, et sera très-utile aussi aux malades qui, après avoir fait une cure complète dans les établissements hydrothérapiques, désireraient continuer la partie du traitement que l'on peut faire sans se déplacer. J'en connais quelques-uns qui, à la suite d'une cure complète à Bretiége ou à l'Albis, se trouvent très-bien de ce demi-traitement. Plusieurs personnes m'ont fait observer qu'elles trouvaient à l'eau de l'Arve une propriété plus tonique, un je ne sais quoi qu'elles n'avaient pas rencontré dans les piscines des établissements spéciaux. Le sable que la rivière charrie en abondance et l'origine de l'eau sont peut-être pour quelque chose dans ce résultat.

Je reviens à Divonne. Le premier et le second étage des bâtiments sont occupés par 60 chambres très-convenables et bien disposées pour y trouver le confortable pendant les cures d'hiver ; 35 chambres sont pourvues de cheminée. Un large escalier fait communiquer cet étage avec le rez-de-chaussée ; mais les procédés hydrothérapiques et la sudation en particulier réclamaient un autre mode de communication. M. Vidart a fait, à l'instar de plusieurs établissements hydrothérapiques (Marienberg, Bretiége), construire une trappe au moyen de laquelle les étages supérieurs communiquent directement avec le bas de la maison ; un fauteuil, mu par un appareil convenable, reçoit les malades tout emmaillotés, et les descend de leurs chambres aux bains ou à la douche du rez-de-chaussée. Cette trappe, qui livre passage au fauteuil aérien, n'a rien d'effrayant et ne mérite pas la description un peu fantasmagorique qu'un de nos spirituels confrères faisait dans un feuilleton de la *Gazette médicale*, de l'enveloppement et de la trappe de Marienberg : « Avant le jour, dit-il, armé d'une lanterne, arrive un serviteur allemand; sur le matelas il étend une couverture de laine par - dessus un drap trempé dans l'eau froide et bien tordu. Un geste vous montre qu'il faut s'y placer nu, les bras collés au corps; en un tour de main, avec une adresse merveilleuse, vous voilà enseveli comme un mort, roulé comme une carotte de tabac. Par-dessus, deux couvertures, deux édredons, les trois couvertures du lit, votre manteau, la maison si l'on pouvait, puis on vous laisse à vos réflexions. J'avais fini par m'assoupir; le baigneur arrive, me place dans une petite voiture, me conduit à une trappe où un fauteuil à contre-poids descend je ne sais où; deux frotteurs me souhaitent en allemand la bien venue, et du geste m'invitent à m'asseoir dans un baquet ovale qui contient six pouces d'eau, dont, par égard pour la faiblesse d'un débutant, la température est de 20°. Les deux bourreaux me frottent à m'enlever la peau. Placé derrière eux, le *Badmeister* surveille l'opération et me jette quatre ou cinq seaux d'eau sur la tête. N'est-ce pas là une scène de l'inquisition? »

Les malades qui se rendent à Divonne n'éprouveront point de si grandes inquiétudes ; on ne les descendra pas dans les entrailles de la terre, et le *Badmeister* est un fort digne homme, très-adroit et très-entendu, dit-on, et dont la figure n'est point celle d'un suppôt du saint-office. Les procédés hydriatriques exigeant une grande dextérité et une grande habitude, M. Vidart dresse une escouade de baigneurs, auxquels il fait répéter chaque jour la manœuvre, et nous ne doutons pas que bientôt ils n'aient acquis toute la dextérité de ceux de Marienberg. Pour transporter les malades de leur chambre aux bains, on se sert aussi à Divonne de fauteuils ou chaises à porteurs absolument semblables à ceux qui sont en usage aux eaux d'Aix.

Les malades que j'ai vus à Divonne m'ont dit que l'enveloppement s'y faisait fort bien, et ce n'est pas une petite affaire que de bien envelopper son malade. En hydriatrie, le *modus faciendi* a une très-grande influence sur la réussite de la cure, et l'enveloppement en particulier n'est pas chose aisée. L'adage chirurgical, *tutò, citò et jucundè*, trouve ici son application. Le point important, comme le fait observer M. Schedel, c'est de bien appliquer la couverture autour des épaules et du cou, sans quoi la chaleur du corps se dégage par cette ouverture, et la transpiration ne s'établit que très-difficilement.

Le régime a pour le succès de la méthode une très-grande influence. Au début, Priessnitz conseillait un régime exclusivement froid; depuis lors il s'est relâché de cette sévérité, mais il prescrit cependant un régime uniforme que ses adeptes n'ont que trop rigoureusement suivi. Il conseille de manger beaucoup, mais son menu n'est pas délicat. Le voici tel qu'il est décrit dans l'ouvrage de M. Scoutetten, et tel qu'on le retrouve dans la plupart des établissements hydropathiques : « A huit heures du matin, un verre de lait froid et un morceau de pain. A une heure, dîner très-frugal, un peu de soupe, un plat de viande, des légumes, des fruits de la saison et de l'eau en abondance. Les aliments, dit M. Scoutetten, sont apprêtés avec une simplicité rustique qui serait intolérable dans les conditions ordinaires de la vie. A sept heures et demie l'on soupe; le repas auquel on donne le nom de souper est la répétition exacte du déjeuner, deux verres de lait froid et un morceau de pain. »

Déjà bien des médecins, et je citerai en particulier M. Fleury, l'habile directeur de Bellevue, se sont élevés contre ces rigoureuses prescriptions. Il est en effet absurde, même dans un siècle ultra-démocratique, de soumettre l'estomac au niveau égalitaire. Heureusement que tous les hydropathes ne partagent pas à cet égard les mêmes vues que Priessnitz, et ceux de mes malades que j'ai confiés les années précédentes à mes habiles confrères, le Dr Jonquière à Bretiége, et le Dr Brunnen à l'Albis, ont obtenu, quand le cas le requérait, les modifications nécessaires à la rigueur du régime. A Divonne, le docteur Vidart ne partage point l'engouement de Priessnitz pour la nourriture du paysan ; je me suis assuré par moi-même que l'ordinaire était fort bon, et les malades m'ont affirmé qu'il en était de même tous les jours. Le thé et le café sont exclus avec raison; l'on ne permet le vin que dans des cas très-exceptionnels, la nourriture est abondante, saine et bien apprêtée. Les honneurs de la table sont faits avec beaucoup de grâce par la maîtresse de la maison.

Le traitement hydrothérapique a lieu tous les jours, sauf le dimanche qui est un jour de repos complet pour les malades et les employés de l'établissement. M. Vidard suspend aussi la cure chez les femmes pendant quelques jours chaque mois, contrairement aux habitudes d'un grand nombre d'hydropathes et de Priessnitz en particulier. Des raisons de convenance et de santé me font partager entièrement, à cet égard, sa manière de voir.

Je ne m'occuperai pas ici de tous les détails relatifs à la vie que l'on mène à Divonne, et aux agréments que l'on peut y rencontrer : c'est l'affaire d'un prospectus. Je n'ai eu d'autre objet dans ces lignes que de faire connaître à mes confrères la nouvelle ressource thérapeutique qu'ils ont dans leur voisinage, et dont, je n'en doute pas, eux et leurs malades, seront heureux de pouvoir profiter.

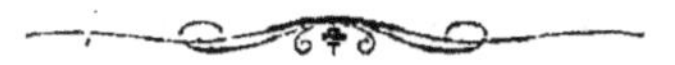

RÉFLEXIONS GÉNÉRALES

SUR

L'HYDROTHÉRAPIE DE PRIESSNITZ.

L'hydrothérapie, ou traitement des maladies par l'eau comme agent exclusif, n'est pas une médication nouvelle; elle se rattache, au contraire, à toutes les périodes de la médecine qui se sont succédé depuis Hippocrate jusqu'à nos jours, comme vient de le démontrer M. le docteur Rilliet dans les intéressantes recherches qui précèdent sa notice sur Divonne.

Cette médication, qui a joui d'un certain crédit depuis les temps les plus reculés jusqu'à la fin du siècle dernier, n'a pu se dépouiller de certaines allures empiriques, véritable tache originelle, commune d'ailleurs à toutes les innovations humaines et principalement à celles qui se rattachent à l'art de guérir; d'un autre côté, cette difficulté qu'on éprouvait dans ces époques lointaines à se rendre un compte exact de son mode d'action physiologique et d'apprécier des cas pathologiques dans lesquels elle avait pu se montrer salutaire, explique suffisamment l'abandon auquel cette médication fut vouée pendant de longs intervalles par quelques hommes de l'art, et la faveur extraordinaire qui l'accueillit à diverses reprises entre les mains de personnes complètement étrangères à la médecine; de là sans doute aussi ses prétentions absurdes à vouloir tout embrasser et à devenir une panacée universelle.

Pour rester impartial, nous devons reconnaître qu'aux époques dont nous parlons l'eau n'était guère employée que sous forme de boissons, de grands bains froids ou d'affusions; dans quelques contrées seulement, l'homme primitif, uniquement guidé par son instinct, faisait précéder l'immersion d'une transpiration abondante artificiellement provoquée, ainsi que nous le prouvent, soit le *temascal* en usage chez les Indiens de la Nouvelle Californie, soit une coutume absolument semblable religieusement conservée depuis un temps immémorial chez les peuples slaves, race Indo-européenne qui couvrait toute l'Europe orientale, la plus grande partie de la Russie, la Pologne, la Hongrie du nord, etc. Le procédé pouvait varier dans sa forme, mais le principe était identique; ces mêmes usages, continués encore de nos jours dans les mêmes contrées, nous démontrent déjà d'une manière positive, non-seulement l'innocuité d'une pratique longtemps repoussée par nos mœurs et nos préjugés, mais encore sa valeur et son immense importance comme moyen hygiénique ou thérapeutique.

En effet, comment supposer qu'une coutume aussi singulière et aussi peu en harmonie avec les principes et les idées généralement acceptés eût pu avoir chance de vie et pénétrer aussi avant dans les mœurs d'un peuple, si elle avait exposé au moindre danger, au moindre inconvénient? M. le docteur Schedel, qui a étudié Priessnitz et Græfenberg de la manière la plus complète et la plus impartiale, nous renseignera à cet égard : « Les transpirations forcées étaient employées depuis un temps immémorial dans le pays comme remède populaire et comme jouissant d'une grande efficacité dépurative. Cette croyance dans l'expulsion des humeurs peccantes par les sueurs forcées est, en quelque sorte, gravée dans l'esprit des populations slaves, parmi lesquelles comptent celles de Græfenberg et des environs. Les Russes et les Polonais comprennent à merveille l'idiome des paysans de ces contrées et peuvent s'approvisionner au marché sans savoir un mot d'allemand. Le nom de Priessnitz lui-même indique son origine slave ; aussi, en s'empressant d'adjoindre l'usage des sueurs forcées à celui de l'eau froide qui lui rendait tant de services, il ne faisait qu'obéir à la doctrine tout humorale de la population, et lorsque, après avoir provoqué des sueurs abondantes, il plongeait ses malades dans le grand bain froid, ou les arrosait d'eau froide à la sortie immédiate de la couverture de laine, il ne faisait que suivre des coutumes populaires. La réunion bizarre de tous ces procédés perd donc beaucoup de sa singularité, si l'on réfléchit qu'une vague idée des vertus curatives de l'eau froide régnait depuis longtemps dans la Silésie, dont la capitale, Breslaw, avait été jadis arrachée par ce remède aux horreurs d'une épidémie dévastatrice. (*Hahn. Epid. verna quæ Wratislaviam afflixit anno* 1737. *Acta German. vol. X. Appendix.*) D'un autre côté, les sueurs forcées ainsi que les ablutions subséquentes avec l'eau froide étaient dans les habitudes du peuple longtemps avant l'invasion de cette maladie (1).

Telle fut l'école de Priessnitz ; élevé au sein de ces régions où ces coutumes des anciens Slaves s'étaient perpétuées, il ne put voir sans étonne-

(1) *Examen clinique de l'hydrothérapie*, p. 17, par le docteur Schedel, 1845.

ment, et sans que son esprit éminemment observateur en fût vivement frappé, l'action bienfaisante et inoffensive d'expériences journalières dictées par l'instinct de populations ignorantes, et condamnées par l'hygiène d'autres pays voisins renommés cependant pour leur civilisation avancée; bien plus, son esprit ingénieux, exercé déjà par la pratique de l'art vétérinaire, ne put longtemps méconnaître l'importance des effets physiques manifestés chez l'homme sain après l'immersion dans l'eau froide, le corps étant couvert de sueur, et tout le parti qu'il était possible de tirer d'un modificateur aussi énergique dans le traitement des maladies.

Ce qui nous frappe le plus dans Priessnitz, c'est qu'il ignorait bien certainement, au milieu du cercle borné dans lequel il vivait alors, tout ce qui avait pu être écrit précédemment sur les propriétés de l'eau froide, en Italie, en France, en Angleterre, en Allemagne; il ne pouvait avoir aucune notion des travaux entrepris successivement par Cyrillo, Vallisueri, Portal, Wright, Giannini, Hufeland, Currie, Percy, etc., dans le but de donner à cette médication une véritable importance thérapeutique : son éducation, son origine, son éloignement des grands centres de lumière, ne permettent pas de le supposer; et cependant n'ayant devant les yeux que des pratiques plus ou moins grossières auxquelles il obéissait lui-même par respect pour la tradition populaire, il parvint, à l'aide de son génie, à faire surgir de ces coutumes banales, consacrées par l'usage et suivies sans discernement, une véritable méthode pour laquelle la science et l'humanité lui ont déjà rendu un juste tribut d'hommage et de reconnaissance.

Græfenberg, petit hameau perdu sur la carte du monde, devint bientôt un point central de réunion où venaient se coudoyer les nationalités les plus diverses; des monuments au génie de l'eau froide, à la gloire de Priessnitz s'élevèrent bientôt du sol; des malades nombreux, après quelques mois de traitement, se virent débarrassés de maux déclarés incurables. Le monde médical s'émut à l'apparition de cette nouvelle méthode, les jugements les plus sévères, les critiques les plus passionnées et les plus injustes furent, dès le principe, dirigés contre elle; nous passerons sous silence les tracasseries mesquines de la faculté de Vienne qui, tout en voyant ses prétentions mises à néant par l'immense popularité de Priessnitz, fit grandir plus rapidement, par l'effet ordinaire des persécutions, l'homme et la méthode qu'elle voulait abattre. D'un autre côté, il est certain pour nous que si Priessnitz, inventeur de l'hydrothérapie, avait été revêtu d'un caractère officiel et scientifique, s'il avait possédé un diplôme obtenu à grands frais et par un pénible labeur dans quelque faculté, son nom, si universellement répandu aujourd'hui, eût été connu à peine à quelques lieues à la ronde, il eût peut-être même inspiré la défiance : mais non, ce n'est qu'un pauvre et obscur campagnard, à peu près illettré, qui semble ne puiser sa force que dans une mystérieuse inspiration ; il présente au monde une médication nouvelle et bizarre, l'amour du mystérieux l'emporte, le monde accourt et l'accepte d'emblée.

C'est là une des singulières faiblesses de l'esprit humain qui, cette fois au moins, aura été utile à la science ; car, d'après ce qui précède, nous sommes en droit de supposer que si l'hydrothérapie n'avait pas été patronée et remise en honneur par Priessnitz le campagnard, l'obscur vétérinaire, elle aurait subi sans aucun doute le même sort que dans les siècles précédents, elle serait malheureusement retombée dans l'oubli. Mais nous dirons avec le docteur Scoutetten : « Qu'importe d'où le bien arrive quand il touche aux plus graves intérêts de l'humanité ! le devoir d'un honnête homme est d'abord de l'accueillir avec reconnaissance. »

Priessnitz ne créa pas sa méthode en un jour, il procéda avec la plus grande circonspection, et pour ainsi dire par voie d'analyse, à l'application de ses divers procédés, qui n'ont été imaginés et mis en pratique que les uns après les autres; et cependant, il est un fait digne de remarque, c'est qu'il ne s'est jamais écarté un seul instant des idées théoriques que son jugement et sa raison lui avaient d'abord présentées comme étant les plus légitimes; nous voulons parler de la doctrine humorale qui constituait la base fondamentale de sa méthode.

Ce retour vers l'humorisme, critiqué énergiquement comme le produit monstrueux des erreurs d'un autre âge, réveilla en Allemagne de vieilles rancunes scolastiques. L'école de l'organisme absolu qui, depuis Brown et Morgagni, pense avoir découvert avec le scalpel et le microscope tous les plus mystérieux secrets de la nature, repoussa elle-même avec le plus orgueilleux dédain ces prétentions surannées, et condamna sans pitié l'œuvre de Priessnitz. Peu à peu, cependant, des résultats positifs se montrèrent au grand jour; on dédaigna moins d'observer, on se rapprocha de Græfenberg, on fut témoin de divers phénomènes critiques, conséquence de la médication, qui bouleversèrent certaines idées préconçues; les uns virent le doute naître dans leur esprit, d'autres moins systématiques modifièrent plus profondément leurs convictions, et une de nos autorités médicales, après avoir vu Priessnitz à l'œuvre, ne craignit pas de s'exprimer ainsi : « Le doute n'est plus permis aujourd'hui, les crises existent ; nous réservons le mot *crises*, pour désigner les accidents qui surviennent dans le cours des maladies aiguës ou chroniques, produites par un miasme ou un agent médicamenteux pris en excès : *c'est l'expulsion hors de l'organisation d'un agent délétère.* » (1)

Il est impossible d'être plus explicite et d'exposer des principes plus en harmonie avec la théorie humorale de Priessnitz, théorie aussi ancienne que la médecine elle-même et de laquelle ses ennemis systématiques disaient en 1823 : « A ce mot (l'humorisme), qui rappelle une des erreurs les plus anciennes, se rattachent la plupart des divagations théoriques dans lesquelles se sont égarés les médecins de tous les temps et de tous les pays depuis Hippocrate. L'empire de cette erreur s'affaiblit de jour en jour, et pourtant on la retrouve depuis Tornéo jusqu'à Ceylan, elle a fait le tour du globe. C'est un des premiers pas de l'esprit humain, et qui ne sait que tous ses premiers pas sont marqués par des erreurs?... »

(1) SCOUTETTEN : *De l'Eau ou de l'Hydrothérapie*, pages 497 et 498.

Cette dernière affirmation, hasardée uniquement au profit d'un système, n'est ni vraie ni concluante.

Poursuivons : « Depuis que le brownisme est tombé dans le discrédit, l'humorisme, ce colosse inébranlable, commence à relever le tête, non plus tel qu'on le voyait autrefois dominer en tyran toute la pathologie, mais à peu près comme le concevait Bordeu, etc. (1) » Ce qui ressort pour nous de plus évident des lignes qui précèdent, c'est que ce *colosse inébranlable* a dû de tout temps présenter quelque valeur, puisqu'il a pu, à travers tant de siècles, résister à l'invasion d'une foule de systèmes dictés plus ou moins par la raison, et qui n'ont eu qu'une durée éphémère. De puissantes autorités médicales ne dédaignaient même pas de le soutenir ; nous voyons, en effet, Borelli, Stahl, Hoffmann, Cullen, sacrifier à cette prétendue idole des temps barbares, Pinel n'être pas éloigné de reconnaître pour l'avenir un humorisme fondé sur les progrès ultérieurs de la chimie animale ; Broussais être incertain. Aujourd'hui même il semble, pour réaliser les termes prophétiques de l'article précité, que l'esprit médical irrésolu, inquiet, sans

(1) *Dictionn. abrégé des sciences médicales*, p. 199 et 201, tom. neuvième.

croyance commune qui l'anime, le dirige et fasse avancer d'un pas l'*art de guérir* proprement dit, tourne humblement ses regards vers le passé, pour demander encore à Hippocrate, au père de la médecine humorale, l'appui de sa vieille et sage expérience.

En effet, tout en reconnaissant l'importance de l'anatomie pathologique comme étude comparative des organes dans l'état sain et dans l'état morbide, nous devons dire aussi qu'on a voulu, de nos jours, lui faire une si large part que, l'élevant à la hauteur d'une doctrine médicale, on a prétendu lui faire dire le dernier mot sur les causes de toutes les maladies. Cette prétention absolue, qui conduit directement au matérialisme le plus grossier, peut produire les plus graves erreurs et amener les conséquences les plus fâcheuses. Ne doit-on même pas rester stupéfait quand on voit le premier corps savant de notre temps consacrer une douzaine de séances à discuter l'existence d'une cellule particulière du cancer ? Les partisans enthousiastes de cette fausse théorie, malheureusement trop répandue aujourd'hui, méconnaissent sans doute les phénomènes vitaux et les lois primordiales qui les dirigent; ils ignorent que la médecine la plus vraie, la plus sûre, repose sur ce principe qu'il y a au sein de tous les êtres organisés une force vive qui les anime et qui est à la fois formatrice, conservatrice et médicatrice : cette force active c'est la nature, c'est la force vitale ; — que toute maladie est le combat de la nature contre une cause morbifique ; qu'elle est le résultat de deux actions distinctes, savoir : d'une action morbide et d'une action médicatrice, d'une *action* morbide produite par une cause morbifique et constituant une affection, d'une action médicatrice organisée par la force vitale médicatrice et formant une *réaction ;* qu'enfin dans ses efforts de conservation, la nature réagit par l'élimination contre les causes morbifiques (1). Nous avons d'ailleurs suffisamment développé cette thèse dans un de nos ouvrages publié en 1852, à propos des affections herpétiques, et nos convictions sont toujours les mêmes. (2)

Au lieu de perdre de vue Priessnitz dans cette longue digression scientifique, nous venons au contraire de donner à l'hydrothérapie qu'il a créée une autorité beaucoup plus grande, puisque nous avons fait ressortir les rapports intimes qui existent entre l'esprit de sa méthode et celui de la médecine que nous appelons rationnelle ; nous nous croyons même autorisé à admettre que les

(1) Ed. Auber. *Traité de la science médicale,* p. 658, 1853.

(2) *De la cure d'eau froide,* p. 94 à 99, P. Vidart, 1852.

principes hydriatriques de Priessnitz, quelque absolus et exclusifs qu'ils paraissent au point de vue même de la théorie humorale, n'en ont pas moins imprimé un nouvel élan vers un retour à la doctrine hippocratique, tout en nous faisant ouvrir les yeux sur une vérité nouvelle.

On a longtemps reproché et on reproche encore à Priessnitz l'empirisme de sa méthode, et surtout de l'avoir considérée comme une panacée universelle ; mais la médecine empirique n'est-elle pas celle qui est pratiquée d'après la seule expérience, et ne savons-nous pas qu'en médecine on doit plus de découvertes à l'empirisme qu'aux savants systèmes et aux ingénieuses théories? Sommes-nous bien certains nous-mêmes de n'avoir toujours pour guide que la raison pure, et nous rendons-nous toujours un compte exact des effets et des causes? Ne demandons pas davantage à Priessnitz; son œuvre admirable peut, et au-delà, remplir la vie d'un homme. Il a préparé la semence, c'est à la science à la recueillir, et au travail et à l'avenir à la rendre féconde.

Quant au second grief fondé sur la prétention de Priessnitz à l'universalité de sa méthode, nous ne pensons pas qu'il ait jamais attribué une vertu aussi prodigieuse au traitement par l'eau froide. Dès le début, dans son ignorance complète du diagnostic, il est possible qu'il ait pu se laisser aveugler par ses propres succès et croire avoir guéri une affection grave, une pleuro-pneumonie, par exemple, quand il n'avait eu à traiter qu'une simple pleurodynie; nous pouvons donc admettre qu'ébloui par quelques résultats analogues, il ait momentanément entretenu une erreur aussi grande. Mais avec le jugement et la pénétration que nous lui reconnaissons, cette illusion n'a pu être de longue durée. Ne le voyons-nous pas plus tard refuser des malades pleins d'espérance dans cette nouvelle médication, mais atteints d'affections qu'il ne jugeait pas susceptibles d'être traitées par elle?

Ce reproche, qui plane encore sur Priessnitz, serait avec plus de justice dirigé contre certains enthousiastes qui, par un excès de zèle et d'admiration pour l'objet de leur idolâtrie, auquel ils doivent le retour à la santé, renchérissent sur lui et interprètent souvent fort mal ses idées et ses principes. Qu'ils y prennent garde, ces partisans exagérés, entraînés par une admiration aveugle! ils sapent par la base le piédestal de leur idole, en proclamant cette absurdité que l'hydrothérapie est une panacée universelle!

Cette manière d'envisager et de comprendre cette médication la conduirait, nous l'avons dit, infailliblement à sa perte, si des esprits éclairés et prudents ne la prenaient pas sous leur protection, et si des mécomptes ne venaient quelquefois trop tard dessiller les yeux de ces apôtres ardents. En effet, n'ayant pu entrevoir Priessnitz qu'une ou deux fois pendant leur séjour à Græfenberg, au milieu de 1,000 à 1,500 malades, par conséquent n'ayant pu avoir, la plupart du temps, pour conseiller que leur doucheur, pour guides que l'exemple donné par d'autres malades, leurs caprices ou leurs préjugés, que font-ils encore aujourd'hui ces fanatiques imprudents? Rentrés dans leur monde ordinaire, guéris ou soulagés des maux qui les accablaient, ils ne se bornent pas à conseiller l'hydrothérapie à tous les malades qu'ils trouvent sur leur chemin, ils continuent eux-mêmes, avec une persévérance digne d'un meilleur sort, à se macérer dans l'eau froide, à s'envelopper nuit et jour de bandes et de compresses mouillées; ou bien sans pousser si loin l'exagération, ils se persuadent que l'emploi de l'eau froide doit être continué à outrance, et que chaque année une cure est indispensable. Pendant ce temps, sous l'influence de ces réactions successives et de ces macérations continuelles, la peau épuisée perd ses facultés perspiratoires, elle se ride, s'amollit, et la transpiration insensible, si nécessaire à la santé et même à la vie, disparaît entièrement, même quand on veut la provoquer par l'exercice musculaire.

De tels excès sont funestes au malade, et à la médication ; ils prouveraient une fois de plus, si nous ne cherchions à les modérer, que les plus ingénieux systèmes et les meilleures idées peuvent se perdre dans un injuste oubli quand ils ne trouvent pour appui que des adeptes dont la ferveur est poussée jusqu'au fanatisme et à l'exagération (1).

(1) Nous comprenons toutefois, et jusqu'à un certain point, que l'enthousiasme entraîne à de semblables abus, lorsqu'on a trouvé dans une médication des guérisons inespérées comme celles dont nous avons souvent été témoin avec l'hydrothérapie. Nous ne pouvons donc pas les blâmer entièrement ces pauvres martyrs volontaires ; nous voudrions au contraire les éclairer et les ramener dans la voie de modération que Priessnitz lui-même leur aurait indiquée : car le sentiment qui les aveugle et les entraîne n'est, après tout, que celui de la reconnaissance, vertu si rare de nos jours qu'il faut bien savoir leur en tenir compte.

ÉTUDES PRATIQUES SUR L'HYDROTHÉRAPIE.

Ire PARTIE.

ÉTUDES PRATIQUES

SUR

L'HYDROTHÉRAPIE.

PREMIÈRE PARTIE.

CHAPITRE Ier.

Des divers procédés hydriatriques en usage à Divonne.

DE L'ÉTUVE SÈCHE.

Cette opération consiste dans l'enveloppement du malade dans deux couvertures de laine, de manière à concentrer autour du corps tout le calorique qui en rayonne, et par *ce seul fait* provoquer la sueur. L'expérience a prouvé que le moment le plus favorable pour la production de ce phénomène était environ à quatre ou cinq heures du matin ; le procédé est fort simple :

deux couvertures de laine sont étendues sur le lit du malade qui s'y couche, entièrement dépouillé de ses vêtements ; les articulations ou les parties douloureuses sont alors rapidement recouvertes de compresses humides et fortement exprimées, non-seulement pour calmer les douleurs que pourrait exaspérer le contact de la laine, mais encore pour produire sur les parties affectées une transpiration plus abondante ; un urinal est placé entre les jambes. Cela fait, on procède à l'enveloppement ; les deux couvertures de laine sont successivement appliquées, de manière que l'air extérieur ne puisse être en contact avec la peau ; la tête reste entièrement libre. Au bout d'un temps plus ou moins long, qui varie entre deux et cinq heures, suivant l'état de l'atmosphère ou suivant la force organique du malade, la sueur apparaît. Quelques auteurs ont cherché à établir une différence entre la transpiration et la sueur, soit dans leur nature, soit dans leur composition ; cette assertion n'est rien moins que fondée, et reste toujours pour le moment à l'état d'hypothèse : ces deux produits de l'exphorèse cutanée diffèrent seulement par leur quantité ; nous emploierons donc indistinctement le mot transpiration et le mot sueur, comme expliquant pour nous le même phénomène.

Dans quelques établissements de Suisse et

d'Allemagne, à Paris même, on a cherché par des moyens artificiels à accélérer l'apparition de la sueur et à diminuer la durée de cette opération en modifiant le système primitif dû entièrement à Priessnitz, et qui, à quelques personnes, peut paraître incommode. Les uns placent le patient au-dessus d'un baquet rempli d'eau bouillante, et les couvertures, maintenues éloignées du corps par un cerceau, enveloppent complètement le malade qui est assis sur une chaise ; au lieu d'eau bouillante, les autres emploient des lampes à esprit-de-vin, des cailloux, des carreaux fortement chauffés, ou dans le lit même, de la pierre à chaux entourée d'un linge humide ; quelques-uns font courir leurs malades jusqu'à la transpiration, et les font ensuite emmaillotter ; d'autres leur permettent de s'agiter outre mesure pendant l'enveloppement, ou de faire chauffer leurs couvertures devant le feu avant cette opération ; tous ces moyens, à notre avis, sont plus ou moins insuffisants. Nous dirons même qu'après le bain qui suit le maillot, les malades placés dans les circonstances citées plus haut éprouvent quelquefois des angoisses, des palpitations, et, pendant l'enveloppement, une surexcitation, un malaise, qui rendent cette opération insupportable et favorisent les congestions vers la tête.

Pour nous, d'après nos observations particu-lières, nous avons pu constater que le bain froid ou tempéré qui suit la sudation était beaucoup plus efficace et n'amenait aucun symptôme fâ-cheux, lorsque le malade, enveloppé dans ses couvertures, attendait patiemment qu'une trans-piration *passive* apparût, sous l'influence seule de son propre calorique. La seule précaution qui nous recommandons est de placer sous le drap du lit, avant de se coucher, les couvertures de laine qui, le matin, doivent servir à l'envelop-pement; elles sont maintenues par ce moyen si simple à la température du corps, et l'on peut arriver ainsi à diminuer la longueur de l'opéra-tion (1). Aussi nous avons observé que, par l'ad-jonction de tous ces moyens factices, non-seule-ment on produisait une surexcitation nerveuse qu'il importe beaucoup d'éviter, mais aussi que la puissance éliminatrice était considérablement diminuée, et que dans certaines affections gout

(1) Parmi les innombrables améliorations dictées par l'usage et l'expérience, et que j'ai dû nécessairement apporter dans mon établissement, il en est une surtout que je dois signaler, c'est la création d'une *sécherie* (*vulgairement séchoir*), dans laquelle les draps et les couvertures sont immédiatement transportés lorsque, par les temps pluvieux et humides, ils ne peuvent être exposés à l'étendoir en plein air. De cette façon, les couvertures et les draps sont assez échauffés au moment de l'opération pour en abréger notablement la durée.

teuses et rhumatismales on obtenait rarement le résultat désiré.

Nous devons convenir cependant, mais sans que notre opinion générale soit modifiée, qu'il nous arrive quelquefois, lorsque nous avons à lutter contre une peau trop inerte et trop rebelle, de faire momentanément usage du bain de vapeur comme moyen préparatoire; mais nous proscrivons impitoyablement l'emploi de la lampe à esprit-de-vin, dont la chaleur sèche est toujours irritante. Nous nous servons donc d'une machine à vapeur, dont nous mesurons à volonté la force de projection, pendant que le malade assis sur un siége élevé est entouré de ses couvertures. Cette vapeur humide qui l'inonde favorise une exphorèse que nous appellerons *artificielle*, et la peau, dont la faculté perspiratoire est surexcitée, fonctionne au bout de quelques jours avec plus de régularité dans l'enveloppement sec. Lorsque le malade s'endort dans cet enveloppement, il est à remarquer que la transpiration met beaucoup plus de temps à paraître; le séjour dans le maillot devient donc plus prolongé et plus pénible. Cette condition ne peut cependant pas se généraliser; car il nous est arrivé d'observer que parfois, malgré le sommeil, l'opération n'était nullement ralentie.

La sudation est donc, sans contredit, la partie la plus importante de cette opération. Lorsque la sueur a duré 15 à 20 minutes environ, nous faisons boire au malade un quart de verre d'eau froide; quelques secondes après l'ingestion de cette eau, la sueur s'arrête, un frisson survient, et cinq ou dix minutes plus tard, la transpiration reparaît plus abondante qu'auparavant. Que se passe-t-il alors? l'eau introduite dans l'estomac à une très-basse température fait perdre à ce viscère la chaleur qui l'harmonisait avec le reste du corps; tous les courants de calorique, qui ralentis, suivaient cependant encore une marche excentrique, se raniment, reviennent sur eux-mêmes, en se dirigeant vers l'estomac, hâtent la digestion de cette eau, favorisent son assimilation avec le sang qui, devenu plus fluide, fournit lui-même de nouveaux matériaux à la transpiration cutanée et pulmonaire, et se rétablissent pour un instant avec une énergie que la réapparition de la sueur leur fera perdre encore. Ce phénomène existe toujours en vertu des lois qui président à l'*action* et à la *réaction*.

Il n'y a rien de plus variable que la quantité de sueur fournie par chaque malade pendant la même durée d'emmaillottement; quelquefois elle traverse les matelas, on peut la recueillir goutte à goutte sous le lit; d'autrefois elle mouille à peine la couverture. On est tout étonné de voir des malades faire chaque jour d'aussi grandes déperditions, sans en éprouver la moindre fatigue ni la moindre faiblesse. D'après les expériences de Séguin et de Lavoisier, et celles non moins curieuses de Sanctorius qui, on le sait, eut la patience de rester trente ans sur le plateau d'une balance, en mesurant minutieusement ce qui entrait dans son corps et ce qui en sortait, il paraîtrait que nous perdons chaque jour, par la transpiration insensible, deux kilogrammes de notre poids qui est immédiatement réparé par les boissons et les aliments. Nous avons voulu nous rendre compte de la quantité de transpiration que peut perdre un malade pendant une forte sudation : nous avons pris pour sujet d'expérimentation un jeune homme âgé de 22 ans et qui fait l'objet de l'observation deuxième; nous l'avons pesé avec beaucoup de soin avant l'opération; nous l'avons fait emmaillotter; au bout d'une heure et demie, il avait perdu deux kilogrammes de son poids; comme, pendant le maillot, il avait bu 200 grammes d'eau, la transpiration cutanée et pulmonaire avait produit une déperdition de 2,200 grammes. Il est bon de noter qu'il a fait, pendant quinze semaines qu'a duré son traitement, 160 maillots à peu près semblables et presque constamment deux par jour, sans que sa constitution en parût affaiblie; au contraire, il se sentait plus vigoureux et plus fort; il est vrai que l'appétit était devenu considérable et que les fonctions digestives s'accomplissaient parfaitement. Il résulterait donc de cette expérience qu'une seule sudation peut nous faire éprouver, en une heure et demie, une perte équivalente à celle qu'on subit habituellement en vingt-quatre heures. Quelle puissante modification de pareils moyens doivent-ils exercer sur la composition de nos liquides, en activant les forces de réparation et d'assimilation !

Cependant la sudation mal dirigée ou appliquée mal à propos peut devenir nuisible par les pertes abondantes qu'elle provoque ; elle peut déterminer un appauvrissement du sang ou un affaiblissement général dont les progrès sont ordinairement très-rapides. Priessnitz avait parfaitement compris ce danger ; aussi, par un revirement soudain et dans la crainte sans doute de s'égarer dans une appréciation aussi délicate, avait-il renoncé d'une manière presque absolue aux sudations qui, dans le principe, constituaient la base fondamentale de sa méthode, pour recourir exclusivement à l'enveloppement humide de courte durée. Mais laissons, à ce sujet, parler M. le docteur Fleury, sa manière d'envisager cette question est tout à fait semblable à la nôtre : « Si » la sudation est appelée à jouer, en médecine pra- » tique, un rôle beaucoup plus important que

» celui qui lui a été attribué jusqu'à présent, il
» ne s'ensuit pas qu'il faille généraliser son em-
» ploi; elle est parfois nuisible, plus souvent
» inutile, et nous n'y avons pas eu recours dans
» le traitement hydriatrique de la fièvre inter-
» mittente, de l'ankylose, de la chlorose......
» Elle rendra au contraire d'importants services
» toutes les fois qu'il s'agira de rétablir les fonc-
» tions abolies ou perverties de la peau, toutes
» les fois que celle-ci est sèche, aride, rugueuse,
» ainsi que cela a lieu dans l'anémie, le diabète, la
» plupart des congestions sanguines chroniques,
« les maladies ayant eu une longue durée; elle
» sera non moins utile dans tous les cas où la
» médecine indique l'usage des sudorifiques et
» des dépuratifs (1). »

Comme nous l'avons dit un peu plus haut, nous faisons boire la même quantité d'eau froide, tous les quarts-d'heure environ, après avoir laissé chaque fois la transpiration se rétablir convenablement.

Afin d'épargner au malade l'ennui, et quelquefois la difficulté de se soulever pour boire quand il est ainsi enveloppé dans son lit, nous nous servons d'un tube de verre coudé à angle droit, dont une des extrémités plonge dans un

(1) L. Fleury, *loco citato*, page 155.

verre rempli d'eau ; toutes les fois que le malade doit boire, l'autre extrémité est introduite entre ses lèvres, il aspire et la déglutition s'opère sans fatigue, sans relever la tête et sans que la position ait changé ; quand l'aspiration cesse, l'écoulement par le tube s'arrête instantanément. Cette petite opération est renouvelée chaque quart-d'heure pendant tout le temps de la sudation, dont, pour chaque malade et suivant les indications à remplir, nous limitons nous-mêmes la durée.

Aussitôt que la sueur commence à paraître sur le visage, je fais ouvrir la fenêtre de la chambre pour qu'un air plus frais y pénètre ; on prévient de cette manière les congestions au cerveau ; dans le même but, nous faisons appliquer sur le front et au sommet de la tête des compresses imbibées d'eau froide qu'on renouvelle à mesure qu'elles s'échauffent.

Quand la sueur est tout à fait établie, nous faisons modérément desserrer les couvertures, de manière que la respiration soit plus libre et que le malade puisse exécuter quelques légers mouvements des bras.

Malgré cette extrême concentration de calorique, la température de l'intérieur de la bouche n'augmente pas d'un quart de degré, et le pouls reste stationnaire ; ses pulsations sont seulement plus fortes. L'étuve sèche est suivie, selon la force organique du malade et les circonstances de la maladie, soit de la grande piscine à 6° 1/2 centigrades, soit du bain tempéré de 25° à 10°, soit du bain partiel ou de l'ablution.

DE L'ÉTUVE HUMIDE.

Cette opération consiste en un enveloppement semblable à celui dont nous avons parlé à propos de l'étuve sèche, avec cette différence qu'entre la peau et les couvertures de laine on place un drap trempé dans l'eau froide ou tempérée, et plus ou moins exprimé suivant les indications fournies par la maladie.

La durée de cet enveloppement peut être de quinze, trente ou soixante minutes, et son mode d'action subordonné au temps qu'on y consacre : il sera tonique et calmant tout à la fois, lorsque sa durée n'excèdera pas une heure; il sera réfrigérant et antiphlogistique, lorsque dans le même intervalle on le renouvellera deux, trois et même quatre fois; il rentrera enfin dans la catégorie des moyens de sudation, lorsque le malade y séjournera pendant plusieurs heures.

Quand, pour la première fois, nous ordonnons l'enveloppement humide à un malade, nous faisons ordinairement laisser les pieds en dehors du drap mouillé ; ils sont seulement recouverts par l'extrémité des couvertures de laine. Cette précaution est surtout de rigueur pour éviter la longueur de l'opération chez les personnes qui, au début de la cure, ont de la difficulté à obtenir une réaction suffisante vers les extrémités inférieures. Cette difficulté cesse peu à peu cependant, sous l'influence du traitement général, et dès-lors l'enveloppement dans le drap mouillé doit être complet.

Pendant cet enveloppement, le malade éprouve d'abord une sensation de fraîcheur, puis un léger frisson qui résulte évidemment de la soustraction du calorique de toute la surface cutanée ; mais les couvertures de laine sont à peine relevées que cette sensation disparaît presqu'aussitôt ; cependant les phénomènes que l'on observe, tant que dure cette opération, diffèrent selon l'état plus ou moins anormal de la peau et selon la quantité et la température de l'eau dont le drap a été imbibé.

Pendant le premier temps de l'enveloppement, comme le fait très-bien remarquer M. le docteur Lubanski, la température du corps baisse considérablement ; et cela, non-seulement dans les parties emmaillottées, mais aussi dans celles qui ne le sont pas, comme on peut s'en convaincre en appliquant la main sur le front, la joue, les tempes. On est tout étonné de voir la figure naguère brûlante et écarlate, comme cela a lieu le plus souvent dans les maladies aiguës, devenir aussitôt pâle et fraîche; tandis qu'il semblerait au contraire que cette application générale du froid, à l'exception de la tête seule, aurait dû augmenter la congestion de cette partie. Or, il n'en est rien; le ralentissement de la circulation est général, et en appliquant le doigt sur les artères temporales, on constate la diminution dans l'énergie et la fréquence du pouls. Souvent celui-ci baisse de quinze à vingt pulsations au bout de quelques instants. Bientôt cependant la réaction commence à s'annoncer, la chaleur revient peu à peu, le pouls se relève, la figure rougit (1).

Dans son *Traité sur l'Hydrothérapie*, M. le docteur Fleury, qui nous paraît avoir des préventions injustes contre ce genre d'application, lui attribue une action débilitante sur l'enveloppe cutanée. « Une peau, dit-il, qui a été soumise pendant quelque temps à ce procédé (l'enveloppement humide), perd sa vitalité, son élasticité, et ne transpire plus que difficilement (2). » Nous pouvons certifier que, depuis une dizaine d'années que nous

(1) Lubanski, *Manuel de l'Hydrothérapie*, p. 76.

(2) L. Fleury, *loco citato*, p. 109.

avons généralement recours à ce procédé, nous n'avons observé que des effets diamétralement opposés; nous soupçonnons fort que M. le docteur Fleury, au jugement et à la science duquel nous rendons d'ailleurs un hommage mérité, n'a pas expérimenté lui-même, ou tout au moins qu'il s'est laissé influencer et décourager à l'aspect d'une peau d'hydropathe martyrisée, comme nous l'avons dit à la fin de nos réflexions sur l'Hydrothérapie de Priessnitz, par l'exagération et le fanatisme à l'endroit de l'eau froide.

Suivant notre opinion, que nous sommes heureux de savoir partagée par un grand nombre de nos confrères, l'enveloppement humide qui est une des plus belles découvertes de Priessnitz, appliqué à propos et dans les limites convenables, est un des plus puissants toniques et antiphlogistiques que nous ayons entre les mains. Il est évident que si, considérant cet enveloppement comme une condition *sine quà non* d'un traitement hydrothérapique, on exagère son emploi, et que systématiquement on y passe une partie de son existence, la peau ne tardera pas à se macérer, se ramollir et à perdre ses facultés perspiratoires; il n'y aura là en définitive qu'une action continue, mais jamais de réaction. Si au contraire ce précieux moyen est méthodiquement mis en usage, s'il est dirigé d'une manière spéciale contre l'adynamie de la peau, avec ou sans surexcitation nerveuse, ou contre l'état pyrétique essentiel ou symptôme avant-coureur d'une fièvre inflammatoire, nous osons affirmer qu'on n'aura qu'à se féliciter de l'introduction de ce procédé dans la thérapeutique médicale.

Il est d'ailleurs un fait qui est actuellement pour nous l'objet de recherches analytiques et qui prouve l'action profonde que peuvent exercer ces sortes d'applications sur l'organisme en général d'abord, puis sur la peau comme organe spécial. Ainsi, *dans quelques circonstances seulement,* et après un certain nombre de jours de traitement, le drap qui a servi à l'enveloppement humide est constamment *coloré en rose* après l'opération ; cette coloration est très-sensible et frappe toujours d'étonnement le malade et toutes les personnes qui l'environnent. Une compresse humide, modérément exprimée, appliquée en permanence sur l'épigastre dans plusieurs cas de gastralgie, ou sur une portion du trajet rachidien, dans le but de calmer une douleur profonde entretenue par une inflammation chronique de la moëlle épinière, nous a fourni un résultat absolument analogue et qui reparaît autant de fois qu'on renouvelle l'application du linge mouillé.

Nos recherches à cet égard sont encore trop imparfaites pour que nous puissions donner, au point de vue théorique, une explication satisfaisante de ce phénomène qui ne peut être attribué qu'à une exhalation sanguine des vaisseaux capillaires; mais nous pouvons déjà avancer un fait positif et digne de remarque, c'est que cette coloration ne se manifeste que lorsque l'application qui la provoque détermine une action tonique et sédative, c'est-à-dire après un enveloppement dont la durée n'excède pas cinquante à soixante minutes. Nous avons en outre observé que ce singulier phénomène concordait toujours avec un état de bien-être très-prononcé.

Nous n'ignorons pas que Schultz et Fabrice de Hilden ont prétendu avoir vu des sueurs jaunes, safranées; Paullini, des sueurs vertes; Dolæus, Winkler, Conradi, des sueurs bleues; Fernel, Bartholin, Lanzoni, des sueurs rouges; Olaüs Borrich, Zanetus Lusitanus et J. P. Franck, des sueurs noires; Henkel et d'autres, des sueurs phosphorescentes, etc., etc. Mais en admettant que tous ces faits soient réels, on ne nous fournit aucun éclaircissement sur les conditions dans lesquelles se trouvaient placées les personnes qui ont offert cette particularité; étaient-elles malades ou en état de santé? dans le premier cas, quel était l'organe affecté? dans le second, quelle était la constitution propre à chacune d'elles? Etait-il enfin possible d'expliquer ce phénomène par l'usage antérieur de certains médicaments ou de substances colorantes, tels que l'indigo, la garance, etc.

M. le docteur Lubanski a aussi été témoin de faits analogues : « Les taches que laisse la sueur sur le linge dont on enveloppe certaines parties du corps présentent, dit-il, des nuances qui ne sont pas toujours semblables. J'en ai vu qui étaient très-foncées, d'autres paraissaient légèrement bleuâtres, d'autres enfin avaient une teinte rosée très-prononcée, et cependant toutes ces différences ne pouvaient être expliquées ni par l'usage antérieur de médicaments, ni par les conditions spéciales de la peau elle-même. Dans un seul cas, où la coloration bleue de la peau était très-apparente, le malade avait été précédemment traité par la préparation d'iode : j'avais pensé qu'on pouvait rattacher cette circonstance à la combinaison de quelques atomes d'iode exhalés par la peau avec quelques parcelles d'amidon dont le linge a pu rester imprégné; mais les faits que j'ai observés depuis m'ont fourni des résultats si contradictoires sous ce rapport, que je n'ai pu m'attacher un seul instant à cette supposition (1). »

Eh bien alors, à quoi devons-nous donc attribuer cette coloration rose ou bleue dont M. le docteur

(1) Lubanski, *Etudes pratiques sur l'Hydrothérapie*, pag. 93, 94; 1847.

Lubanski a été témoin? Nous rendons hommage à sa sincérité et à son esprit d'investigation qui, à l'aide d'autres résultats négatifs, l'a empêché d'élever tout un édifice scientifique sur un terrain mouvant et fragile. Mais si cette coloration bleue n'était pas de l'iodure d'amidon, c'était quelque chose d'autre; car, après tout, il n'est pas ordinaire de rencontrer une sueur bleue; et ce quelque chose, quel est-il? Avouons plutôt que nous ignorons complètement la cause d'un semblable phénomène, et *que dans l'état actuel de la science* (phrase consacrée) il ne nous est pas donné de l'expliquer. *Ab uno disce omnes....*

Il est vraiment fort heureux pour nous que le sang soit rouge; du moins pour la coloration rose, il ne nous sera pas interdit de supposer qu'il a eu sa bonne part dans la production de ce fait hydrothérapique; quoiqu'il en soit, ce singulier phénomène nous paraît avoir une très-haute importance scientifique, et nous sommes d'avis qu'il a été trop dédaigneusement accueilli par les praticiens qui l'ont observé les premiers. Pour nous, nous irons avec confiance à la découverte, et l'analyse chimique s'associant à une observation consciencieuse, nous avons l'espérance de pouvoir porter un jour quelque lumière sur un point encore très-obscur de la science.

Quoique l'étude physiologique de la peau, encore fort incomplète aujourd'hui, ait exercé pendant longtemps le zèle des observateurs les plus infatigables, nous croyons que notre opinion concernant le phénomène de la coloration rose peut s'appuyer sur les remarquables travaux de Weber, Cruikshank et Burdach qui nous autorisent à reconnaître au système cutané la double faculté d'émettre et d'absorber tout à la fois.

En prenant pour base les notions fournies surtout par ce dernier physiologiste (1), nous pensons, ainsi que nous l'avons précédemment laissé entrevoir, que cette coloration rose est le produit d'une exhalation des vaisseaux du corps papillaire, formant la couche extérieure du système cutané; mais nous pensons aussi que cette exhalation, due probablement à un phénomène exosmotique, peut dépendre de la réunion de certaines circonstances morbides mal définies encore, ou d'une idiosyncrasie qu'il ne nous a pas encore été possible de distinguer et d'apprécier. Toutefois le fait existe, et il est certainement bien digne par sa singularité et son importance de fixer l'attention des esprits sérieux.

Il paraît assez facile au premier abord de se rendre compte de la coloration rose. On l'attribue

(1) Burdach. — *Traité de Physiologie,* tomes 7 et 9, pages 15, 182, 146 et suivantes.

à une exhalation sanguine, comme nous venons de le faire nous-mêmes, et tout semble expliqué. Mais quelle peut être la cause de la coloration bleue des urines et des sueurs dont la science vient d'offrir quelques exemples assez récents (1)? M. le docteur Scoutetten nous entretient dans son ouvrage d'une urine bleue recueillie par le docteur Schmitz, pendant son séjour à Græfenberg, sur un malade soumis au traitement hydrothérapique, et qui avait habité Surinam pendant vingt-sept ans. Pendant ce temps, il avait été fréquemment atteint de fièvres intermittentes qui entraînaient un développement considérable du foie et de la rate. Cet homme fut soumis sans succès à des traitements nombreux et énergiques; il prit surtout des doses considérables de quinquina et de vin de Porto. Il se rendit à Græfenberg, où il arriva vers la fin de 1839. Pendant neuf mois de traitement, le malade n'éprouva qu'une augmentation de force et d'appétit; le volume du foie et de la rate ne s'était pas modifié. Au mois de juillet 1840, il remarque un matin que son urine présentait une couleur singulière, mal caractérisée; quelques heures plus tard, lorsqu'il urina, le liquide était tout à fait bleu. Ce singulier phénomène a duré quinze jours, puis

(1) Scoutetten. *Loco citato*, page 516.

les urines prirent successivement une teinte verte et noirâtre. A partir de cette époque la maladie s'est améliorée notablement, et après dix-huit mois de traitement, le foie et la rate étaient revenus à peu près à leur état normal.

Nous voilà en présence d'une observation intéressante et qui nous fait voir la coloration bleue d'une sécrétion, apparaissant sous forme de crise, pendant le cours d'un traitement hydrothérapique, et coïncidant de la manière la plus formelle avec une amélioration notable du foie et de la rate dont l'engorgement formait le système dominant de la maladie. Pour compléter cette observation, nous reproduisons plus bas le résultat de l'analyse de cette urine, par M. Bouchardat (1); cet

(1) Voici l'analyse de cette urine bleue publiée par M. Bouchardat dans l'*Annuaire de thérapeutique*, matière médicale de pharmacie et de toxicologie, pour 1845.—Paris; in-18, page 158 :

1° Les urines que j'ai examinées ont une forte odeur ammoniacale; leur saveur est salée; elles ont une couleur bleue intense, elles laissent déposer un sédiment d'une belle couleur bleue.

2° Examiné au microscope, le sédiment m'a paru formé de globules d'une très-grande ténuité, d'une grande régularité pour la forme, qui est ovoïde, et pour les dimensions que j'estime être un tiers environ des globules du sang humain.

3° L'urine ramène au bleu le papier de tournesol rougi par un acide.

4° Les réactifs y indiquent la présence des phosphates, sulfates, chlorures, de la chaux, de la magnésie et de l'ammoniaque.

5° La matière colorante bleue se dissout en partie dans l'éther,

habile chimiste conclut que cette matière colorante est toute spéciale, et il la considère comme une substance organique particulière, charriée sans aucun doute par le torrent circulatoire; il termine en disant qu'il ignore l'origine et la nature de ce singulier produit. Il n'en est pas moins vrai, et nous insistons sur ce point, qu'à partir de cette manifestation un changement considérable est survenu dans l'état de ce malade. — Que quelques faits semblables soient ainsi obser-

qu'elle colore en bleu; les liqueurs éthérées étant évaporées fournissent un résidu très-faible d'une huile fixe, d'une odeur repoussante.

6° L'alcool dissout en partie, à l'aide de l'ébullition, la matière colorante et laisse un résidu d'une couleur plus foncée.

7° L'acide nitrique détruit la matière colorante et fournit une liqueur d'une couleur paille.

8° L'acide sulfurique, étendu du double de son poids d'eau, ne détermine aucun changement.

9° La dissolution d'acide oxalique semble dissoudre la matière colorante, et on obtient une liqueur bleue que la filtration donne très-limpide.

10° L'ammoniaque ne produit aucun changement sur la matière colorante.

11° La potasse dégage de l'ammoniaque et détruit la matière colorante par l'ébullition.

Réflexions. — L'urine examinée me paraît renfermer les principes salins ordinaires de l'urine; l'urée s'est transformée par le temps en carbonate d'ammoniaque; je n'ai pas trouvé d'acide urique. La matière colorante est toute spéciale; je crois qu'on peut la considérer comme une substance organique particulière. Tout doit donc conduire à cette conclusion :

vés, et nous ne désespérons pas d'être sur la voie de la vérité.

M. le docteur Billard, d'Angers (1), a publié en 1831 l'histoire d'une jeune fille qui présentait au visage, au cou et à la partie supérieure de la poitrine, une belle coloration bleue. Lorsqu'on essuyait sa figure avec un linge blanc, la matière bleue tachait le linge et s'enlevait de dessus la peau qu'elle laissait blanche.

Peu de temps après, un journal de médecine de

1° L'examen microscopique; 2° l'action des réactifs.

En effet il résulte évidemment de ces recherches qu'on n'avait pas affaire à de l'indigo, à du tournesol, ni à d'autres matières bleues végétales, ni à du bleu de Prusse. Quelle peut donc être la nature et l'origine de ce singulier produit? Nous ne pouvons, à cet égard, que soumettre les réflexions suivantes : sous l'influence de l'acide chlorhydrique, l'albumine donne une couleur bleue intense, qui n'est pas sans analogie avec le produit examiné; mais dans l'économie l'acide chlorhydrique ne se trouve jamais à un état de concentration suffisante pour produire cette transformation.

J'ai observé, il y a environ douze ans, une matière colorante bleue qui présentait la plus grande ressemblance avec le sédiment de cette urine, elle se comportait exactement de même avec les réactifs; elle avait été produite par l'altération spontanée du gluten conservé à un air sec. On peut admettre d'après cela que les matières albumineuses peuvent se transformer spontanément, dans quelques circonstances rares et indéterminées, en globules organiques d'une belle couleur bleue.

(1) *Archives générales de médecine*, tome 26, page 456. — 1831.

la Belgique rapporta un nouvel exemple de sueur bleue chez une femme atteinte d'anasarque. Enfin, les docteurs Bleifuss (1) et Heyfelder (2), mentionnent l'un et l'autre deux observations de sueur bleue; ils les regardent comme un phénomène critique déterminé par une affection chronique des organes abdominaux et surtout du foie.

Nous n'avons eu d'autre intention en énumérant les derniers faits que de démontrer : 1° que ce phénomène de la coloration bleue dans les sécrétions urinaires et cutanées avait été assez souvent observé pour qu'on ne se crût pas dupe d'une illusion; 2° que l'enveloppement humide avait plusieurs fois favorisé sa manifestation; 3° qu'il était possible d'établir certaines relations entre la coloration bleue et la coloration rose, accompagnant toutes deux une même sécretion, et développées toutes deux par le même procédé; 4° enfin, qu'il y avait quelque chose d'assez frappant dans le rapprochement de ces trois observations qui nous ont présenté deux malades, avec des sueurs bleues, et un troisième avec l'urine bleue, quand tous trois étaient

(1) *Medizinisches correspondenzblatt* et *Gazette médicale de Paris*, 2e série, tome 5, page 515. — 1855.

(2) Mêmes journaux. — *Gazette médicale*, page 521. — 1855.

atteints d'une affection chronique des organes parenchymateux de l'abdomen, et surtout d'un engorgement du foie.

Pour clore enfin nos réflexions sur l'enveloppement humide comme procédé hydrothérapique, nous déclarons avec la plus profonde conviction que, loin d'affaiblir la vitalité et l'élasticité de la peau, il imprime au contraire à cet organe une énergie considérable et une tonicité qui développent d'une manière étonnante ses facultés de perspiration et d'absorption; en un mot, ce procédé si simple et si ingénieux favorise à un haut degré l'*élimination* des principes morbides dont la circulation peut être chargée, ainsi que l'*absorption* par endosmose, à travers le tissu cutané, d'une partie de l'eau dont le drap est imbibé. Que ce dernier phénomène soit attribué à la puissance électrique ou à celle de la capillarité, il ne peut plus, dans ce cas particulier, être l'objet d'un doute depuis les expériences positives faites à diverses reprises par Collard de Martigny qui, tenant ses mains plongées dans l'eau pendant une demi-heure, démontra avec une exactitude mathématique que soixante-dix-huit grains de liquide avaient été absorbés par la peau; Simson a dit avoir mis ses pieds dans l'eau et avoir vu promptement diminuer le niveau; Mascagni placé dans les mêmes conditions a senti presque immédiatement les ganglions de l'aine considérablement tuméfiés; certaines personnes augmentent très-rapidement de volume dans un air humide; enfin, l'expérience a appris depuis longtemps que les marins privés d'eau douce ont souvent calmé leur soif en s'entourant d'un drap mouillé.

D'après tout ce qui précède, ne peut-on pas se faire une juste idée de toutes les ressources que l'enveloppement humide peut offrir au praticien dans une foule de circonstances, et de la place importante qu'il a pu occuper avec raison depuis Priessnitz, dans les diverses applications hydrothérapiques? Il est en outre appelé, nous n'en doutons pas, à fournir plus tard quelques aperçus nouveaux sur la physiologie du système cutané si peu connue et si peu étudiée de nos jours.

DES FRICTIONS AVEC LE DRAP MOUILLÉ.

Ce procédé est fréquemment employé à Divonne, et il constitue presqu'à lui seul le traitement des cinq à six premiers jours; l'opération est fort simple : un drap de grosse toile et d'une certaine ampleur est trempé dans l'eau froide et exprimé plus ou moins, suivant l'action qu'on veut produire; le doucheur, muni de ce drap, va trouver dès le matin le malade dans son lit; ce dernier se lève, se déshabille complètement et reçoit le drap sur les épaules de telle sorte que le corps en soit totalement entouré. Dans quelques établissements, on a l'habitude de le jeter toujours par-dessus la tête et d'envelopper ainsi le malade comme dans un linceul; par ce moyen, sans doute, on favorise la réaction en raréfiant l'air qui est sous le drap; mais nous lui avons reconnu un grave inconvénient, celui de produire des congestions vers la tête, de donner des vertiges et des céphalalgies assez violentes; aussi nous recommandons la plupart du temps à nos doucheurs de ne l'appliquer que sur les épaules, en laissant la tête entièrement libre. Cela fait, le malade prend le drap à pleines mains et se frictionne lui-même la poitrine, le visage, l'abdomen pendant que le doucheur frictionne à plat avec la paume des deux mains le dos, les lombes et les membres inférieurs; la friction dure environ cinq minutes, rarement davantage; dans certains cas, lorsque la chaleur du corps est très-abondante et que le drap s'échauffe trop promptement, nous faisons répandre par-dessus une ondée d'eau froide et la friction recommence. Les effets des frictions avec le drap mouillé sont à peu près identiques à ceux produits par l'étuve humide; les fonctions cutanées sont énergiquement stimulées, mais la peau absorbe une moins grande quantité d'eau que dans l'enveloppement humide, en raison de la rapidité avec laquelle l'évaporation se fait pendant le séjour du drap à l'air libre. Nous faisons alors enlever le drap humide qui est remplacé par un autre drap sec et grossier; les frictions sont faites avec la même vigueur, et quand le corps est bien essuyé, que la réaction s'est franchement établie, le malade s'habille à la hâte et entretient cette réaction salutaire par la marche ou l'exercice.

Lorsque le malade est atteint d'une affection qui l'oblige à rester couché, nous modifions la friction avec le drap mouillé, comme elle vient d'être décrite, par l'application partielle de serviettes mouillées d'abord sur les bras, puis sur le tronc et les membres inférieurs; chaque partie frictionnée séparément avec le linge mouillé est ensuite essuyée fortement avec un linge bien sec et recouverte successivement. Ce moyen n'est adopté que lorsqu'on ne peut pas employer les frictions générales qui, agissant à la fois sur toute la périphérie du corps, ont une plus grande efficacité; en effet, malgré toutes les précautions possibles, pendant qu'on agit sur une partie du corps, la réaction ne se soutient pas dans celles qui viennent d'être frictionnées : cela arrive surtout lorsque ces frictions partielles sont faites après la transpiration.

DE LA CEINTURE MOUILLÉE, DES COMPRESSES EXCITANTES ET CALMANTES.

La ceinture mouillée s'applique de différentes manières : tantôt c'est un plastron en toile double qui, ayant la forme de l'abdomen, est maintenu en place par deux cordons faisant le tour du corps; sous ce plastron sont deux ou trois boutons auxquels s'attache une compresse mouillée, pliée en plusieurs doubles et portant sur un de ses côtés des boutonnières correspondantes; cette compresse s'échauffe par le contact de la peau dont elle absorbe le calorique, et se change aussitôt qu'elle est sèche. Nous l'aurions adoptée si elle n'avait eu l'inconvénient d'être flottante, et par cela même d'exposer au refroidissement par le facile contact de l'air. Celle qui est en usage à Divonne est beaucoup plus simple : elle consiste en une bande de toile, large de huit pouces environ et faisant trois fois le tour du corps; le premier tiers seul est mouillé et exprimé, et les deux autres tiers secs couvrent exactement le premier; il est absolument nécessaire que la partie humide de la ceinture soit entièrement cachée par la partie sèche; car sans cette précaution, l'évaporation trop facile amènerait un refroidissement et le but de l'opération serait manqué.

Tous les malades ne portent pas indistinctement cet appareil; nous réservons son application pour les cas d'engorgement des viscères abdominaux, de paresse intestinale, ou d'autres désordres du tube digestif.

Sous l'influence du calorique soustrait, la ceinture se dessèche plus ou moins promptement : chez quelques malades dont la réaction est facile, elle peut sécher au bout d'une heure; mais dans le plus grand nombre des cas, il n'est besoin de la renouveler que trois ou quatre fois par jour, c'est-à-dire immédiatement après l'opération du matin, après celle qui précède le dîner ou le souper, et dans quelques circonstances exceptionnelles avant le coucher.

Elle peut de même impunément être appliquée un quart-d'heure ou une demi-heure au plus après le repas; il y aurait du danger à le faire lorsque le travail de la digestion a commencé.

Lorsque la ceinture vient d'être renouvelée, il est absolument indispensable de favoriser la réaction par la promenade ou l'exercice.

Dans les cas de dyspepsie, les spasmes de l'estomac, le pyrosis, etc., cette ceinture s'applique autour des hypocondres et de l'épigastre. Elle doit, au contraire, entourer le bas-ventre, lorsque les intestins et les viscères inférieurs de l'abdomen sont plus particulièrement affectés.

La compresse excitante est un linge plié en plusieurs doubles, suivant la région sur laquelle il convient de l'appliquer; elle est mouillée, *fortement exprimée* et recouverte avec le plus grand soin d'une autre compresse double et sèche maintenue par un ou deux tours de bande. Ce genre d'application explique assez le nom d'*humides-sèches* donné à ces compresses par quelques hydropathes.

La compresse calmante est aussi un linge plié en plusieurs doubles, mouillé et *non exprimé*, qui s'applique sans l'adjonction de la compresse sèche et qui se renouvelle à chaque instant; avec elle on cherche, en soutirant le calorique de la partie congestionnée, à favoriser une évaporation constante, tandis qu'avec la compresse excitante dont le mode d'action ressemble à celui de la ceinture mouillée et à celui de l'enveloppement humide, on n'a d'autre but que de concentrer sur la région qu'elle recouvre une vapeur humide et chaude; c'est cette compresse excitante qui nous a si souvent présenté le phénomène curieux de la coloration rose.

La ceinture mouillée et la compresse excitante, en maintenant une chaleur douce et toujours en équilibre avec la température des parties qu'elles recouvrent, sont bien préférables à tous les topiques émollients, tels que cataplasmes et fomentations, etc., qu'on applique en général très-chauds, et qui, par cela même, au lieu de combattre l'excès de calorique, premier élément de l'inflammation, le concentrent et l'accumulent encore. Elles agissent, en outre, efficacement en favorisant le travail d'élimination par l'excitation constante qu'elles donnent à la surface cutanée; en effet, nous remarquons souvent chez presque tous les malades porteurs de ceinture mouillée, des plaques érythémoïdes, des éruptions vésiculeuses et pustuleuses plus ou moins prononcées sur les régions que limitent en général la ceinture et la compresse.

La compresse excitante sert à panser exclusivement toutes les éruptions critiques à l'état inflammatoire ou à l'état de suppuration, à couvrir les articulations goutteuses ou les parties engorgées, et quelquefois à opérer une dérivation pour dégager quelque organe malade.

DES GRANDES DOUCHES.

Les grandes douches, en général, constituent une des opérations les plus importantes du traitement hydrothérapique; elles portent tantôt le nom de *douche à colonne*, tantôt celui de *douche en pluie*, suivant la manière dont l'eau projetée vient frapper le corps : la douche en pluie, à son tour, se subdivise en *pluie d'orage* et en *poussière*, puis en douche en pluie *latérale* seulement, ou *verticale*, ou *générale*. Elles peuvent être, en outre, suivant les indications à remplir, ou *froides*, ou *tempérées*, ou *chaudes*.

Sans signaler les circonstances dans lesquelles l'efficacité de ces douches est reconnue, nous nous bornerons à décrire la manière dont il importe de les recevoir, et les précautions qu'il faut observer avant et après leur application.

DE LA DOUCHE A COLONNE.

Le temps pendant lequel la douche à colonne peut être reçue impunément ne peut ordinairement excéder cinq à six minutes ; mais dès le début du traitement, lorsque nous n'avons pas encore pu apprécier la puissance de réaction propre à chaque malade, et qui varie suivant sa constitution et l'affection dont il est atteint, il faut procéder avec une extrême prudence et une grande réserve ; les *premières douches* doivent donc être reçues seulement pendant quelques secondes : le malade observe alors les impressions et les effets ressentis après cette première douche d'une très-courte durée, puis il nous rend un compte fidèle, afin que nous puissions régler pour l'avenir le temps à consacrer à cette opération si importante.

Le plaisir qu'on éprouve à recevoir cette douche dispose très-souvent les malades à dépasser nos ordres, et quelquefois ils ont eu à s'en repentir. La plus grande circonspection doit donc présider à son emploi, la stimulation qu'elle produit sur toute l'économie pouvant être quelquefois dangereuse, lorsqu'elle dépasse les limites convenables: il faut déjà, chez le médecin qui l'ordonne, beaucoup de discernement et de tact pour l'appliquer à propos, et les malades ne doivent jamais s'écarter des prescriptions qui leur sont faites à cet égard.

La douche en colonne ne doit *jamais* être reçue sur la tête, la poitrine et l'épigastre. Afin que le malade soit placé dans de bonnes conditions pour la recevoir, il ne faut pas qu'auparavant il éprouve la moindre sensation de froid, qu'il ait ni frisson, ni horripilation; il faut au contraire qu'il s'y prépare, autant qu'il lui est possible, par un léger exercice qui, en favorisant l'expansion, lui fasse plutôt éprouver un sentiment de chaleur. Il peut donc, à la rigueur, recevoir impunément la douche lorsque le corps est en sueur, mais il doit seulement éviter que la respiration et la circulation soient trop activées.

Voici comment on procède : placé dans les

conditions que nous venons d'indiquer, le malade pénètre dans la salle des bains; aidé du doucheur, il se déshabille sans perdre de temps; la douche est ouverte, la colonne d'eau tombe perpendiculairement; il s'en approche, se rafraîchit la tête et la poitrine et s'avance hardiment sous la douche, les mains entre-croisées et élevées au-dessus de la tête, de manière à briser la colonne d'eau et à la faire retomber en rayonnant autour du corps. Au bout de quelques secondes il se retire, puis s'appuyant d'une main sur la balustrade voisine, il présente obliquement la face dorsale du pied gauche, et successivement la jambe, la cuisse, la hanche, les reins; il fait passer ensuite la douche sur la hanche, la cuisse, la jambe et le pied du côté opposé, en ayant soin de lui laisser le temps d'agir sur chaque partie qui la reçoit. Il la fait revenir de la même manière vers la région lombaire, puis la stimulation s'étant exercée convenablement sur les extrémités inférieures, il fait suivre à la douche le trajet de la colonne vertébrale, en procédant toujours de bas en haut. La nuque et le crâne doivent être soigneusement préservés. Arrivée à la hauteur des omoplates, elle est conduite sur l'épaule, le bras, l'avant-bras et la main; puis en remontant lentement, elle passe, en traversant les omoplates, sur le bras du côté opposé, et revenant de nouveau entre les deux épaules, elle vient s'arrêter à la région lombaire.

Voici comment M. le Dr Lubanski résume les effets généraux de la douche ; ils sont si exactement décrits que nous ne croyons pas mieux faire que de le transcrire littéralement :

« La douche imprime de l'énergie à la circulation du sang, ainsi qu'à l'action du système nerveux ; elle fait éprouver un bien-être remarquable qui dispose au mouvement, qui fait qu'on s'acquitte parfaitement de la promenade, et mieux encore du premier repas que l'on a souvent quelque peine à attendre. La respiration devient plus pleine, la poitrine se dilatant plus librement par suite du surcroît de forces dans les mouvements musculaires du thorax. Toutes les fonctions se ressentent de ce surcroît de vigueur ; la pensée elle-même est plus libre et plus riante. Ces effets qui dénotent réellement un état de surexcitation ne doivent pas cependant dépasser certaines limites ; ils pourraient d'ailleurs manquer bientôt, si la force et la durée de la douche n'étaient pas proportionnées à l'état des forces du malade.

» Ainsi donc, en résumé, il ne faut se soumettre à la douche que lorsqu'après une marche préalable, on a fait une réaction suffisante, et lorsqu'on sent une douce chaleur générale. En recevant la douche, il faut s'y présenter résolument, et aider la réaction en exécutant des mouvements, et en frictionnant successivement toutes les parties du corps. La première sensation qu'on éprouve sous la douche est une oppression pénible ; il ne faut point s'y arrêter ; elle disparaît promptement, et à mesure que l'eau frappe successivement les diverses parties du corps, on ressent déjà le bien-être que ce moyen doit produire. En sortant de la douche, on n'éprouve pas de sensation de froid ; l'air paraît chaud au contraire, en raison du contraste de sa température avec celle de l'eau. Cependant il faut s'habiller promptement, et se livrer aussitôt à la promenade ou à un exercice quelconque, afin de soutenir la réaction (1). »

Nous ne devons pas oublier de faire ici une remarque importante, c'est que la douche à colonne ne doit jamais tomber perpendiculairement sur la partie qui la reçoit ; cette dernière, au contraire, doit être présentée obliquement, afin de former un angle aigu avec la colonne d'eau qui la frappe. En négligeant cette précaution, les parties douchées seraient bientôt le siége d'une contusion assez violente, surtout à Divonne où les douches ont une puissance et une énergie remarquables que l'on peut toutefois modérer, en

(1) Lubanski. *Manuel de l'Hydrothérapie*, p. 96 et 97.

donnant d'abord à la colonne d'eau son plus petit diamètre, qui est de six à sept lignes et que l'on augmente graduellement jusqu'à deux pouces environ, suivant la force du malade et son aptitude plus ou moins grande à réactionner.

La grande douche *Priessnitz* de nouvelle création possède une force prodigieuse; son diamètre est à peu près de quatre pouces et la hauteur de sa chute de trente-deux pieds au-dessus du sol, dont dix-huit à l'air libre. Elle n'est mise en usage que dans des cas exceptionnels.

DE LA DOUCHE EN PLUIE ET EN POUSSIÈRE.

L'appareil dont nous nous servons à Divonne, et qui sort des ateliers de M. Henny, de Genève, a été construit avec une si ingénieuse habileté qu'il remplit parfaitement toutes nos conditions; il se compose d'un large tuyau de plomb, vertical, partant des grands réservoirs, et se terminant à dix pieds du sol par une pomme en arrosoir, percée de trous plus ou moins grands, suivant qu'on veut administrer la douche en pluie ou en poussière; à quelques pouces au-dessus de l'extrémité de ce tuyau, partent de chaque côté deux autres conduits en plomb, formant en s'arrondissant et en touchant le sol une vaste arcade haute de dix pieds et large de six environ; de petites pommes en arrosoir et à trous très-fins sont disposés sur toute la face concave de cette arcade, de façon que tous ces jets multiples se brisent en se réunissant au foyer central avec les jets supérieurs. Le malade se place au milieu de cette arcade, et reçoit ordinairement cette innombrable quantité de petits jets verticaux et horizontaux sur toute la périphérie du corps. Il peut même, quand il est nécessaire, ne recevoir que la douche en pluie supérieure, ou la douche latérale, d'un seul côté seulement, ou des deux à la fois.

Nous l'employons avec beaucoup de succès dans les cas de névropathie générale; lorsque l'irritation est réunie à la faiblesse, elle calme et tonifie tout à la fois; sous son influence, la peau la plus rebelle finit par réactionner convenablement, et ses fonctions ne tardent pas à s'activer.

DE LA DOUCHE EN PLUIE.

Les précautions générales qu'on doit prendre avant la douche en pluie, et qu'il importe de signaler, sont exactement les mêmes que celles indiquées à propos de la douche à colonne.

La douche divisée en poussière très-fine frappe peu et produit un refroidissement assez marqué, en raison de l'évaporation rapide qui résulte du plus grand nombre de gouttelettes d'eau et de leur excessive ténuité. Par la même raison, la douche en pluie d'orage refroidit moins et stimule davantage, parce que les larges gouttes d'eau qui s'en échappent joignent à la température basse de l'eau un choc assez énergique.

Quand nous ordonnons la douche en pluie, nous avons toujours soin de désigner celle des deux qu'il faut recevoir, suivant les indications à remplir; car, ainsi qu'on le voit, leur action est loin d'être la même.

La durée de la douche en pluie ou en poussière ne doit jamais, d'après notre propre expérience et en raison de la basse température de l'eau de nos sources, dépasser deux minutes, et encore cette durée doit-elle être progressive; ainsi, nous faisons débuter par trente secondes, une minute, une minute et demie, et deux minutes.

Ces douches peuvent se prendre impunément sur la tête : quelques malades, chez lesquels la sensibilité de cette partie est très-prononcée, peuvent se servir de bonnets de toile cirée; mais dans le plus grand nombre des cas, il est toujours plus avantageux de se placer entièrement sous la douche, sans aucun protecteur de ce genre. Cette mesure peut paraître rigoureuse aux dames et leur faire craindre un refroidissement, lorsque leurs nattes et leurs bandeaux sont ainsi inondés :

qu'elles se rassurent; cette crainte serait mal fondée, car immédiatement après l'opération leur chevelure est déroulée, exprimée avec soin dans une serviette sèche par la doucheuse; puis, pendant la promenade qui se fait alors dans le parc, leurs cheveux flottants sur leurs épaules se sèchent promptement au grand air. Cette coutume, nous l'avouons, peu en harmonie avec les goûts et les habitudes des dames, a cependant cela d'important, qu'elle évite les congestions vers la tête. En effet, la tête est la partie que l'on doit chercher à rafraîchir avec le plus de soin, avant et pendant les autres opérations, et c'est précisément celle qui, recouverte du bonnet de toile cirée, serait la moins exposée sous la douche à l'action de l'eau froide. Il est facile de comprendre que l'exception qu'on ferait de cette partie du corps, en l'enveloppant d'un tissu imperméable, y favoriserait l'accumulation du calorique.

Comme on le voit, nous ne sommes nullement partisan de ces bonnets dont les dames se munissent en arrivant aux bains; et pour rendre les opérations efficaces, elles doivent ou diminuer la longueur de leurs cheveux, ou suivre les conseils pratiques que nous leur donnons. Cet accessoire n'est toléré que dans quelques cas exceptionnels.

Pendant que le malade est placé sous la douche en pluie, il doit, en raison même de l'évaporation rapide qui est la conséquence de ce mode d'application de l'eau froide, se livrer à un exercice continuel du corps ; il doit sauter et se frictionner lui-même avec une certaine activité. En restant immobile, la réaction se ferait plus difficilement, et la douche pourrait être plus nuisible qu'utile.

Après les deux minutes que doit durer la douche, et dans le plus grand nombre des cas, la peau du malade est tellement excitée qu'elle apparaît d'un rouge vif; dans le dernier temps de l'opération, il se manifeste un sentiment général de bien-être, et l'eau qui frappe le corps semble être d'une température plus élevée qu'auparavant.

Le mouvement, après la douche, est d'autant plus nécessaire que souvent les extrémités, et les mains en particulier, présentent alors tantôt une coloration légèrement bleuâtre, tantôt un engourdissement des doigts avec suspension de la circulation et de la sensibilité. Quelquefois la douche trouve l'enveloppe cutanée dans un état d'atonie telle qu'on est obligé d'ajouter à ce moyen énergique de vives frictions, et même de la frapper avec la main ouverte. Enfin, l'on doit toujours se rappeler qu'il importe de ne point mettre d'exagération dans l'emploi de ce moyen, et que mieux vaut rechercher une action soutenue et prolongée qu'une trop vive et trop prompte excitation.

DE LA DOUCHE CHAUDE ET FROIDE ALTERNATIVE.

Dans certaines maladies, les fièvres périodiques essentielles, par exemple, il est absolument nécessaire que la température de la douche, qui forme alors la base du traitement, soit à un degré moyen et proportionné à l'âge et à la force du malade; nous avons donc imaginé un appareil qui nous permet, à l'aide d'un graduateur, de donner, soit aux douches en pluie, soit aux douches à colonne, une température qui varie de 6 à 40 degrés Réaumur. La transition peut se faire instantanément ou se produire d'une manière insensible par tous les degrés intermédiaires. Aucun malade ne doit être soumis à cette opération, sans qu'il soit accompagné de son doucheur, auquel nous indiquons, avec le plus grand soin, la température qu'il faut conserver pendant toute la durée de la douche, ou toutes les autres précautions particulières qu'il importe d'observer.

DES BAINS DE SIÉGE.

Les bains de siége ont été divisés en *bains de siége toniques*, en *bains de siége résolutifs* et en *bains de siége dérivatifs*.

Cette différence d'action repose uniquement sur

la durée du bain et sur sa température. Dans les *bains de siége* qu'on veut rendre *toniques*, cette température ne doit jamais dépasser, d'après notre propre expérience, 12 degrés Réaumur : elle s'abaisse graduellement de jour en jour, mais non d'une manière invariable; car, très-souvent, des personnes d'une constitution délicate ressentent une grande irritation par l'emploi d'une eau trop froide. — Nous sommes donc obligé, dans cette circonstance, d'élever de nouveau la température jusqu'à ce que nous ayions trouvé le degré qui les tonifie sans les irriter. Cette précaution, de la plus haute importance, est d'ailleurs observée dans toutes les autres applications extérieures de l'eau froide.

La durée de ces sortes de bains varie, en général, de cinq à quinze minutes; plus la faiblesse du malade est grande, moins le bain doit avoir de durée, et plus il faut en élever la température.

Pendant que le malade est soumis à cette opération, toutes les parties de son corps, exposées à l'air, doivent être recouvertes ou avec des vêtements, ou avec des couvertures; la tête seule est libre et refroidie constamment par une compresse calmante, renouvelée à chaque instant. Ayant reconnu que la position que doit prendre le malade dans cet appareil est le plus souvent incommode et fatigante, voici celle que nous croyons devoir lui conseiller : dès qu'il est assis dans le bain de siége, il renverse son corps en arrière en s'appuyant sur le dossier de la baignoire, qui est toujours incliné, et il étend ses jambes parallèlement au sol sur un banc destiné à cet usage. Dans cette position très-supportable, tous les muscles du corps sont dans le relâchement; et la circulation qu'il est important de surveiller, et sur laquelle agit principalement le bain de siége, n'est nullement entravée, ce qui arriverait au contraire par la flexion forcée des jambes et du tronc. Tant que dure cette opération, le malade doit, en plongeant une de ses mains dans le bain de siége, frictionner lui-même toutes les parties du ventre qui restent en dehors de l'eau.

Lorsque, au moment de prendre ce bain, le malade éprouve des frissons ou une sensation générale de froid, il faut qu'il attende, pour s'y placer, que l'exercice ou la promenade l'aient complètement réchauffé.

Dès que le temps prescrit pour ce bain de siége est écoulé, le malade se lave la tête avec de l'eau froide, et fait, sans aucun retard, une nouvelle promenade. Cette opération exige, plus que toute autre, pour qu'elle produise ce qu'on attend d'elle et qu'elle n'amène aucun désordre, que la digestion soit complètement terminée. L'intervalle qui sépare le repas du bain de siége peut donc varier, suivant la promptitude plus ou moins grande avec laquelle s'accomplit le travail digestif.

Les bains de siége résolutifs produisent des effets complètement opposés à ceux des bains de siége toniques. Leur température varie de + 14° à + 25°, et leur durée d'un quart d'heure à une heure. L'élévation de la température et le prolongement de la durée de ce bain sont toujours en raison directe de la faiblesse du malade.

Les précautions générales que nous avons indiquées pour le bain de siége tonique ont ici la même importance et devront recevoir la même application.

Les bains de siége dérivatifs diffèrent entièrement des précédents : ils portent le nom de *bains de siége à courant continu*, c'est-à-dire que, pendant leur durée, l'eau qui est à la température de la source, + 5° Réaumur, se renouvelle constamment dans l'appareil; leur action est très-prompte et très-énergique, et le malade y reste rarement plus de cinq minutes.

La première impression de ce bain de siége est assez désagréable, mais elle est de courte durée : au bout de quelques instants l'eau ne semble plus froide, et les parties du siége qu'elle recouvre sont fortement rougies. Cette réaction est précisément ce qu'on cherche à obtenir, et un séjour plus prolongé dans le bain ne pourrait que la faire disparaître sans jamais l'augmenter.

Dans l'application de ce dernier bain, il n'est pas nécessaire de plonger le siége jusqu'au fond de la baignoire, et par conséquent de soumettre l'abdomen tout entier à l'action de l'eau froide, comme cela se pratique dans les autres bains de siége dont nous avons précédemment parlé; nous avons donc fait disposer, à cet effet, plusieurs trépieds de hauteurs différentes, surmontés d'une couronne en laiton, sur laquelle le malade s'assied; de cette manière il ne pénètre dans l'eau qu'à la profondeur de trois ou quatre pouces au plus.

Les compresses d'eau froide sur la tête sont surtout indispensables pendant la durée de ce bain; il est même prudent de se laver la tête à l'eau froide avant d'y entrer, car le premier temps d'immersion est quelquefois accompagné, chez certaines personnes, de congestion momentanée vers la tête; l'exercice est indiqué plus que jamais avant cette opération, à laquelle le malade ne doit d'ailleurs se soumettre que lorsque la circulation est également et uniformément répartie.

La puissance réactive est d'autant plus forte que le froid est plus vif et moins longtemps appliqué, en prenant toutefois pour limite extrême une durée d'environ cinq minutes; en vertu de cette proposition, on doit comprendre combien il est facile, dans différents cas donnés, de mesurer l'action qu'on veut produire et de donner, par ces dérivations répulsives et attractives souvent répétées, une tonicité et une vitalité plus grandes à tout l'appareil circulatoire abdominal.

Les frictions que le malade doit se faire pendant la durée du bain de siége sont surtout nécessaires lorsqu'il est prescrit dans le but de combattre certaines affections abdominales, telles que la constipation, les hémorrhoïdes, etc.

Le moment le plus favorable pour prendre un bain de siége est ordinairement une heure ou une heure et demie avant le principal repas. Nous les faisons rarement prendre le soir, jamais cela ne nous arrive dans les cas de pertes séminales, à cause de l'excitation et des pollutions nocturnes qui en résulteraient.

DE L'ENVELOPPEMENT HUMIDE DES PIEDS.

Lorsque nous avons à combattre un refroidissement continuel des extrémités inférieures, quelquefois tel qu'il tourmente le malade pendant son sommeil, nous employons avec beaucoup de succès l'enveloppement partiel des pieds, le soir, en se mettant au lit. Le malade peut lui-même faire cette application ; il trempe une serviette dans l'eau froide, l'exprime fortement, puis il en enveloppe un pied, en la faisant monter jusqu'à mi-jambe; il recouvre exactement ce linge mouillé avec de la flanelle ou l'extrémité de la couverture de laine. Il fait de même pour le membre opposé, afin que, pendant la nuit, les mouvements des jambes soient libres et indépendants. Au bout d'une heure ordinairement, il ressent une douce chaleur aux extrémités, la moiteur s'établit ; s'il dort jusqu'au matin, il lave alors ses pieds à l'eau froide, sinon il renouvelle l'opération autant de fois qu'il se réveille pendant la nuit.

DES LAVEMENTS FROIDS.

En général, avant de faire usage des douches rectales, et seulement dans le but d'exercer une stimulation modérée vers les dernières portions du tube digestif, nous avons recours aux lavements froids ordinaires. Quoique cette opération soit très-simple en apparence, elle n'est cependant pas exempte de quelques inconvénients lorsque certaines précautions sont négligées.

Ainsi, la quantité d'eau dont se compose un lavement froid doit rarement excéder la valeur d'un verre ordinaire ; il nous arrive fréquemment d'ordonner cette injection intestinale immédiatement après un autre lavement tiède, entier, qui, débarrassant d'abord le rectum et une partie du colon des matières alvines qui l'obstruent, permet ensuite à l'eau froide d'agir plus directement sur ces portions de l'intestin.

Le lavement froid doit être pris de préférence quelques instants avant les repas et autant que possible le matin à jeun; une fois introduit, il n'est pas nécessaire de solliciter son évacuation, son action se manifestant surtout au moment du contact avec la muqueuse, et la quantité d'eau introduite étant si faible qu'elle est rapidement absorbée et entraînée au dehors par la peau ou les voies urinaires.

Une des précautions les plus importantes à observer, après avoir pris un lavement froid, consiste à ne pas rester immobile et surtout à ne pas se placer dans la position horizontale; l'oubli de ce soin pourrait faire naître, comme nous l'avons souvent remarqué, certaines angoisses vers l'épigastre ou la poitrine, que nous pensons devoir attribuer à un effet purement sympathique; d'un autre côté, l'inactivité du corps entraînerait alors la diminution de la puissance absorbante, le retour de la vitalité serait enrayé par le défaut de réaction, et le but serait loin d'être atteint.

Nous devons ajouter que, pour les premiers lavements froids, on doit se servir d'eau à la température de la chambre, c'est-à-dire à douze ou quatorze degrés, puis graduellement faire usage d'eau plus froide.

DES AFFUSIONS.

Ce procédé est mis assez fréquemment en usage à Divonne : il consiste à projeter sur le corps du malade plusieurs seilles d'eau froide ou tempérée, pendant qu'il se frictionne lui-même avec une certaine énergie. Il se place alors, tantôt les pieds nus sur le sol, tantôt dans une baignoire entièrement vide qui reçoit seulement l'eau des affusions successives. Nous devons donc insister sur ce point que, pour recevoir l'affusion, il est de toute importance que les pieds ne soient pas préalablement plongés dans l'eau froide.

Les précautions générales déjà indiquées ont ici la même importance.

DES LOTIONS.

Pendant tout le temps qu'on est appelé à se servir de l'eau froide, il ne faut pas perdre de vue, ainsi que M. le Dr Schdel l'a si bien fait observer que, si l'eau nous représente l'instrument dont l'hydrothérapie se sert, il est certain que les frictions en constituent l'âme. Ce sont elles, dit-il, qui assurent la réaction et qui favorisent les effets dérivatifs que l'hydrothérapie est appelée à produire. Aucune opération hydriatrique ne se fait sans être accompagnée ou suivie de frictions; il est donc nécessaire qu'on soit bien fixé sur leur importance.

La lotion ne s'emploie guère à Divonne que dans les premiers jours ou à la fin du traitement; nous la prescrivons surtout aux malades lorsque, de retour dans leurs familles, il leur convient de ne pas suspendre brusquement l'usage de l'eau froide.

La lotion, pour être bien faite, exige quelques précautions utiles à connaître. Voici donc comment on doit procéder lorsque cette opération se pratique à domicile et en dehors d'un établissement spécial :

Le matin, avant de sortir du lit, le malade fait apporter dans le milieu de sa chambre deux seilles, l'une large et entièrement vide, l'autre plus petite et remplie d'eau froide. Il se dépouille de ses vêtements de nuit; il entre dans la grande seille vide, et armé d'une éponge qu'il plonge dans l'eau froide placée à sa portée, il se lotionne le corps, en exprimant d'abord l'éponge sur sa tête, puis sur les épaules, la poitrine, etc. Après ce lavage, qui doit durer au moins une minute, il quitte la seille remplie de l'eau qui s'est échauffée en ruisselant sur toute la surface du corps, et un aide le frictionne vigoureusement avec un drap bien sec préparé à cet effet.

Quand ce moyen hygiénique est employé à domicile, le malade ne doit jamais oublier que l'exercice et la promenade sont de toute nécessité après cette opération, et qu'à cet égard aucune considération ne doit l'arrêter, à moins de s'exposer à des accidents plus ou moins fâcheux.

DU BAIN DE PIEDS.

Le bain de pieds froid doit être rangé parmi les moyens dérivatifs que l'hydrothérapie met le plus souvent en usage : il consiste dans l'immersion des pieds dans de l'eau très-froide et autant que possible courante. La durée de cette opération est ordinairement de trois à cinq minutes. Avant de plonger les pieds dans l'eau, il est indispensable que la circulation ait été d'abord excitée, soit par la marche, soit par des frictions faites par le doucheur avec un linge sec; puis pendant tout le temps que dure l'opération, le malade les frotte l'un contre l'autre et les agite continuellement.

Le temps prescrit pour le bain étant écoulé, il se fait essuyer avec énergie, sans oublier surtout de faire enlever avec le plus grand soin l'humidité qui reste entre les orteils, et qui pourrait, en y séjournant, faire naître des excoriations toujours fort désagréables et capables de gêner la marche si indispensable pendant le traitement. Le malade doit alors, pour soutenir la réaction qui se manifeste constamment, mais avec plus ou moins de rapidité, se livrer à une promenade ou une course accélérée, en laissant ses pieds nus dans sa chaussure.

A ce propos, nous devons engager nos malades à éviter en tout temps les chaussures vernies ou en caoutchouc : ces tissus, d'une nature imperméable, empêchent l'évaporation de la transpiration insensible et maintiennent les pieds dans un état d'humidité qui peut, non-seulement entraîner de graves accidents dus à un refroidissement subit, mais encore, en modifiant la vitalité de la peau des extrémités, entretenir ce froid permanent qu'il est quelquefois si difficile de combattre, et qui trouve le plus souvent sa cause dans l'abus des chaufferettes, si fréquent chez nos dames. La chaussure doit être de préférence en cuir souple et garnie d'une bonne semelle, tout au moins pendant la durée du traitement hydrothérapique.

La sensation qui accompagne ordinairement l'immersion des pieds dans l'eau froide est souvent très-pénible; elle est causée, comme l'explique fort bien M. le Dr Lubanski, par le resserrement des vaisseaux capillaires siégeant à la surface tégumentaire et déterminant la dilatation exagérée des vaisseaux situés plus profondément, par le refoulement du sang de la périphérie vers le centre. Mais à mesure que le froid de l'eau continue d'agir sur les pieds, la constriction devient générale, les liquides s'éloignent, se portent vers les parties restées hors de l'eau, et la douleur cesse presque complètement; c'est alors que les frictions faites, comme nous l'avons déjà dit, par le malade, rappellent le sang et la chaleur, et produisent une réaction d'autant plus puissante, que l'action première du froid a été plus énergique.

Après avoir parlé du bain de pieds et des autres moyens dérivatifs, nous croyons devoir, pour l'intelligence du sujet, rappeler ici ce que nous avons déjà écrit à cet égard dans nos *Considérations générales*.

Il faut reconnaître à l'eau froide deux sortes d'actions dérivatives : la *dérivation répulsive* et la *dérivation attractive*. Si l'on met les mains dans la neige, on éprouve d'abord une grande sensation de froid; la sensibilité s'émousse, la circulation et l'innervation se ralentissent et sont bientôt complètement suspendues; si l'action du froid continue plus longtemps, c'est la *dérivation répul-*

sive. Au contraire, si, après avoir ressenti quelques instants l'action du froid, on retire les mains de la neige, la chaleur et le sang affluent en grande quantité : c'est la *dérivation attractive ;* chacun a pu connaître et éprouver ces effets. Cette double action, bien dirigée et appliquée à propos, ne peut-elle pas offrir d'immenses ressources dans la pratique journalière, et détruire une erreur que la routine et la tradition ont consacrée? Ainsi, un malade accuse-t-il un mal de tête? on se hâte de lui ordonner un pédiluve très-chaud; si cette céphalalgie est due à une congestion accidentelle et passagère, il peut s'en suivre quelquefois de l'amélioration, du soulagement; mais, la plupart du temps, le malade ne retire aucun avantage des bains de pieds chauds, au contraire, quelques instants après la sortie du bain, la céphalalgie persiste et devient même plus opiniâtre. Quel est le praticien qui n'a pu chaque jour constater ce fait? car, qu'arrive-t-il alors? dans le pédiluve, qu'on a toujours soin de recommander très-chaud, les vaisseaux se gonflent par l'affluence du sang tant que les pieds sont dans l'eau; mais aussitôt qu'ils en sont sortis, non-seulement ils se refroidissent rapidement par la réaction qui s'opère en sens inverse, mais ils peuvent aggraver la maladie, et par l'usage répété de ces bains, la vitalité des pieds diminuant, ces derniers sont dès-lors plus disposés au refroidissement. Dans le bain de pieds froid, qui ne doit durer que quelques minutes, la circulation est momentanément ralentie ; mais aussitôt que les pieds sont hors de l'eau, le sang y afflue avec plus d'énergie qu'auparavant, et cette réaction bienfaisante est entretenue par la marche et l'exercice qu'on ordonne au malade; et si, au lieu de retirer les pieds de l'eau froide, on les y maintient pendant un espace de temps plus ou moins long, on retrouve alors les avantages de l'irrigation continue si bien démontrée par l'expérience et la pratique des docteurs Baudens et La Corbière dans le traitement des luxations, des entorses, des plaies par armes à feu ou par instrument tranchant, des fractures comminutives, etc., etc.

On comprend toutefois que, s'il s'agissait de combattre une congestion grave vers un organe important à la vie, s'il fallait, en un mot, agir avec promptitude, le bain de pieds froid ne serait plus indiqué; mais sans recourir alors au pédiluve chaud et presque brûlant, qui augmenterait la congestion en accélérant le mouvement circulatoire, on se trouverait beaucoup mieux d'un pédiluve tiède, aiguisé par quelques poignées de sel, ou légèrement sinapisé.

Les réflexions générales qui précèdent constituent presque à elles seules toute l'histoire de l'hydrothérapie, et permettent d'apprécier d'un seul coup-d'œil les influences particulières que *le froid* et le *chaud* peuvent relativement exercer sur l'organisme tout entier.

DE LA RÉACTION.

Ici, nous nous trouvons naturellement amené à dire quelques mots de *la réaction*, de ce phénomène important qui assure le succès et l'efficacité de toutes les opérations dont se compose le traitement hydriatrique, et qui attire tellement l'attention des malades que, dès le premier jour, ce mot leur devient familier, sans qu'ils en comprennent toujours le véritable sens.

L'importance de ce phénomène qui, par suite d'imprudence, peut ne pas se manifester et faire naître alors les accidents les plus fâcheux, nous oblige à nous arrêter un instant, à expliquer ce qu'on entend par ce mot : *réaction*, et, quoique nous en ayons souvent parlé dans le cours de cet ouvrage, à énumérer le plus minutieusement possible tous les moyens que les malades ont à leur disposition pour la développer et la maintenir.

Toutes les fois que le corps est soumis à l'action de l'eau froide, les phénomènes constants qui résultent aussitôt de cette application, sont :

la pâleur, l'abaissement de la température, l'engourdissement et la constriction des tissus; d'une part, soustraction du calorique répandu à la surface, et de l'autre refoulement du sang vers les parties profondes. Mais cette *action* n'est que momentanée, et bientôt, en vertu des lois naturelles qui nous régissent, on voit se dissiper ce désordre apparent et cette suspension passagère des fonctions : la puissance vitale se réveille avec d'autant plus de force qu'elle avait été plus énergiquement déprimée, la peau se colore, rougit, les fluides se précipitent avec rapidité du centre à la circonférence; à la concentration succède l'expansion, une chaleur douce et agréable se fait sentir, un bien-être indéfinissable se manifeste, les forces musculaires sont plus grandes, toutes les fonctions s'accomplissent d'une manière plus active et plus régulière, en un mot, la *réaction* s'est établie.

Ce retour de la vitalité est, on le comprend bien, la conséquence inévitable de cette loi naturelle : *la réaction est toujours en raison directe de l'action.* Un fait physique et des plus vulgaires rendra cette explication plus intelligible encore : si, placé devant un mur, vous lancez une balle élastique contre lui, cette balle reviendra vers vous avec d'autant plus de force que le mouvement de projection aura été plus énergique; ce dernier mouvement est *l'action*, et le premier qui lui est subordonné est *la réaction;* le mouvement de projection se rapporte à l'action primitive du froid, et le retour de la balle rappelle celui de la vitalité dans les organes qu'elle avait momentanément abandonnés.

Ces explications, toutes puériles qu'elles paraissent au premier abord, sont loin d'être dénuées d'intérêt; car nous tenons essentiellement à faire comprendre à tous nos malades l'origine, la cause et la portée de tous les phénomènes qu'ils sont appelés à observer pendant le cours de leur traitement, et la réaction est sans contredit celui qui doit fixer le mieux leur attention, tout en étant le but constant des efforts du médecin.

Ce retour de la chaleur et des autres puissances vitales ne peut avoir lieu qu'à certaines conditions que le médecin seul peut apprécier; ainsi, pour arriver à ce résultat, il faut prudemment proportionner la température de l'eau et la durée de son application, au degré d'aptitude particulière que possède chaque malade à réagir contre le froid, et tenir compte de l'état de toutes les fonctions et des organes sur lesquels le froid agit directement. Ces quelques considérations feront entrevoir les dangers auxquels on s'exposerait, soit en dépassant par un zèle imprudent les prescriptions faites par le médecin, soit en voulant, loin de sa surveillance, diriger soi-même et d'une manière aveugle l'application de l'eau froide. La nécessité, l'opportunité de telle ou telle température rentre donc dans les attributions médicales : nous allons dire seulement quelques mots sur celles qui appartiennent plus particulièrement aux malades.

Avant de se soumettre, soit à la douche, soit au bain de siége, soit enfin à toutes les opérations qui se pratiquent sans être précédées de la sudation, la première condition est de faire un exercice de quelques instants pour harmoniser la chaleur générale et équilibrer la circulation, d'ajourner plutôt l'opération si, malgré cette précaution, on ne peut parvenir à se réchauffer. Il n'est pas inutile de répéter ici que cette chaleur qui précède doit être modérée, ou plutôt qu'il ne faut pas, avant de prendre le bain, que la respiration soit haletante, et la circulation activée au point de provoquer des palpitations ou une accélération trop grande du pouls.

Après les opérations, quand à ce premier sentiment de froid qui est inévitable a succédé cette sensation de douce chaleur, de bien-être, dont nous avons parlé, le malade n'a d'autre mission que de chercher à la maintenir par le mouvement autant qu'il lui est possible ; mais il doit absolument se borner à la maintenir, sans jamais chercher à l'augmenter : ainsi, pendant la promenade qui suit le bain, s'il s'aperçoit que cette sensation de chaleur diminue, qu'il se refroidit en un mot, il faut qu'il accélère sa course; si, au contraire, elle a une tendance à se développer davantage, il doit se promener plus lentement, sans toutefois suspendre sa marche.

Les malades qui sont dans l'impossibilité de se déplacer peuvent très-bien avoir recours au mouvement méthodique et régulier des membres, sans quitter leur lit ou la place qu'ils occupent.

Ceux que la faiblesse, le siége de l'affection ou la douleur empêche de se livrer à une promenade active, feront bien de ne jamais aller au-delà des limites de leurs forces, comme quelques-uns le font souvent, par une espèce de vaillance ou par un zèle mal entendu ; les quelques pas qu'ils pourront faire produiront sur eux un effet à peu près égal à celui que d'autres obtiendraient par une plus longue promenade.

En résumé, il est obligatoire pour *tous les malades* de soutenir toujours la réaction qui suit l'application de l'eau froide, par des exercices gymnastiques, la course, la promenade, les mouvements sur place, et seulement dans les limites qu'il leur est permis d'atteindre.

Nous ne devons pas omettre un conseil de la plus haute importance : il faut éviter avec soin, pendant qu'on entretient la réaction, de se promener à l'ardeur du soleil, d'y séjourner en repos, ou de s'approcher du feu dans quelque saison que ce soit; l'oubli de cette précaution amènerait infailliblement un état fébrile qui porterait un trouble nouveau dans l'économie et enrayerait les progrès de la cure. Il faut, en outre, que les vêtements soient légers, sans ligatures et assez larges pour permettre à l'air de circuler en toute liberté.

La promenade faite dans le but de maintenir la réaction doit, autant que possible, se faire en plein air, quels que soient le temps et la saison; sa durée doit être au moins d'une heure après chaque opération. Nous avons souvent entendu plusieurs malades nous dire qu'une course d'un quart d'heure leur suffisait pour *faire leur réaction ;* c'est là une double erreur : d'abord, on n'a pas à faire de réaction, puisqu'elle se fait elle-même, et qu'il ne s'agit que de l'entretenir en secondant ses efforts; puis la sensation qu'on éprouve après un quart d'heure d'exercice étant la même que celle qu'on doit ressentir au bout d'une heure, ainsi que nous croyons l'avoir suffisamment démontré, il est très-facile de s'abuser et de croire que le phénomène est accompli; il n'en est rien, la réaction n'étant pas suffisamment entretenue peut s'établir imparfaitement, et, quelques heures plus tard, amener un refroidissement dont on recherche alors vainement les causes ou qu'on met trop complaisamment sur le compte de l'eau froide. Nous convenons toutefois que la puissance vitale n'étant pas au même dégré développée chez tous les malades, quelques-uns d'entre eux pourraient, à la rigueur, faire un exercice moins long qui serait peut-être suffisant; mais comme il n'existe pas de *Réactionomètre*, et que cette aptitude des forces propres à chaque individualité est presque impossible à apprécier, il s'ensuit que, par prudence, il convient de soutenir la réaction au moins pendant une heure, avec la précaution et la surveillance que nous avons précédemment indiquées.

DE LA FIÈVRE DE RÉACTION.

La fièvre de réaction qui se manifeste dans la pluralité des cas ne se traduit pas toujours, comme on le croit généralement, par des éruptions furonculeuses ou autres : ces dernières même sont très-rares et ne sont nullement le *criterium* de la guérison; mais il résulte de notre observation pratique que tous les malades, à quelques rares exceptions près, après avoir ressenti dès le début une remarquable amélioration, offrent, vers la troisième ou quatrième semaine de leur traitement, un état saburral gastrique, un mouvement fébrile, une courbature, avec exacerbation la plupart du temps des symptômes prédominants de la maladie; c'est cet ensemble de phénomènes que, dans les établissements hydrothérapiques, on est convenu d'appeler *fièvre de réaction*. Ce malaise dure plus ou moins de temps, mais il est rare qu'il dépasse cinq à six jours; dans ce cas, nous avons observé que cette fièvre ne reparaissait plus, et que la maladie marchait vers son déclin. D'autres fois, cet état fébrile ne se manifeste que pendant vingt-quatre heures seulement, et le plus souvent alors, les accès récidivent en laissant entre eux des intervalles variables et en diminuant chaque fois d'intensité.

Il est à remarquer que la guérison est d'autant plus certaine et plus solide que la fièvre de réaction s'est manifestée d'une manière plus franche et plus énergique.

Cette réaction exagérée de toutes les forces vitales est attribuée, sans aucun doute, à la stimulation puissante que l'eau froide exerce sur l'économie tout entière; il est donc alors positivement indiqué de modérer, de modifier même le traitement pendant son apparition, pour mieux seconder les efforts de la nature.

Il n'est pas rare d'observer, pendant la durée

de la cure, le réveil de douleurs fort anciennes et qu'on avait tout lieu de considérer comme guéries; c'est toujours un symptôme favorable dont par conséquent il ne faut pas s'alarmer, attendu que la réapparition de ces douleurs n'est jamais que passagère.

DE LA DOUCHE EN PLUIE ASCENDANTE ET DE LA DOUCHE PÉRINÉALE A COLONNE.

Douche en pluie ascendante. — Ce premier appareil consiste en un vase en zinc, ayant à l'intérieur et autour de sa base un conduit circulaire percé d'une grande quantité de petites ouvertures, et au centre une pomme en arrosoir; l'eau vivement pressée depuis les réservoirs s'échappe avec force par toutes les petites ouvertures; les jets du centre sont verticaux, et ceux du conduit circulaire sont concentriques. Au milieu de cet appareil est un siége percé dans le centre, et dont la hauteur est calculée de telle sorte que le sommet du cône formé par les jets concentriques et verticaux ne le dépasse que de deux ou trois pouces. Le malade s'assied; on tourne le robinet à mesure qu'on veut augmenter la puissance d'action, et la région périnéale reçoit directement toute cette innombrable quantité de petits jets fins comme des aiguilles et projetés avec force.

L'action de cette douche est très-efficace, lorsqu'après avoir fait usage pendant quelque temps des demi-bains tempérés et à courant continu, on veut exercer une stimulation plus grande et une dérivation plus active. C'est le 2e degré que nous employons pour favoriser surtout le flux hémorrhoïdal.

Le 3e degré est la douche périnéale à colonne : cet appareil est fort simple : il ne s'agit que de posséder une pression assez forte pour soulever à dix ou quinze pieds une colonne d'eau de deux pouces de diamètre. L'appareil est à peu près semblable au précédent; la seule différence est qu'il n'y a pas ici de conduit circulaire et que la colonne d'eau, dont on peut augmenter ou diminuer la puissance à volonté, s'échappe du centre et frappe avec force le périnée. C'est un moyen fort actif dont nous nous servons rarement, mais qui nous a été souvent utile pour combattre des constipations opiniâtres et hâter l'écoulement hémorrhoïdal, lorsque les moyens précédemment indiqués sont restés sans effet.

DE LA DOUCHE RECTALE ET VAGINALE.

La douche rectale se compose d'un siége ordinaire ayant à son centre un tuyau mobile, portant une canule à son extrémité; ce tuyau est en communication directe avec les réservoirs; le malade tourne lui-même un robinet placé devant lui, et il peut, à volonté, augmenter ou diminuer la force ascensionnelle du jet, à laquelle il est facile de donner un développement considérable : nous devons nous hâter de dire qu'il est un point déterminé que le malade ne peut jamais franchir.

Cette douche nous a rendu de très-grands services dans les cas de constipation et de paresse intestinale; elle provoque l'expulsion des matières alvines en réveillant les contractions des fibres musculaires des intestins, et non pas en ramollissant seulement ces matières, comme le fait l'injection chaude ou tiède. Ces contractions s'étendent plus loin que la partie soumise à l'action de l'eau, puisqu'on obtient, par ce moyen, l'expulsion de matières durcies et accumulées bien plus haut que l'injection ne peut atteindre. L'usage des injections chaudes finit par débiliter; la tonicité si nécessaire pour les fonctions abdominales s'émousse, tandis qu'elle augmente et se maintient par l'emploi momentané des lavements froids.

La douche vaginale est établie à peu près de la même manière; seulement la malade est assise sur un siége échancré à la partie antérieure, et devant elle se trouve un tuyau souple et imperméable, terminé par un petit cylindre creux à surface rugueuse, destiné à recevoir la canule courbe à olive ou la canule droite en caoutchouc, que chaque malade possède pour son usage particulier; un petit robinet placé à sa portée lui permet de procéder seule à cette opération délicate.

Les douches froides vaginales ont été de tout temps plus ou moins employées; mais il appartenait à notre savant confrère, le docteur Fleury, qui dirige si habilement l'établissement hydrothérapique de Bellevue, près de Paris, de les remettre en honneur, de fixer et de préciser mieux leur emploi dans une grande variété de maladies qui affectent le corps ou le col de l'utérus.

Ainsi elles permettent d'obtenir, par une application convenablement faite, la résolution d'engorgements hypertrophiques ou indurés de la matrice, la cicatrisation d'ulcérations liées à ces engorgements, les déplacements utérins anciens et considérables. Elles peuvent faire disparaître, en ramenant l'utérus à sa direction normale, une cause fréquente de stérilité, et aussi, par leur action tonique, plusieurs causes d'avortement.

Nous employons fréquemment cette douche vaginale dans les cas de leucorrhée, de vaginite et dans ceux que cite M. le Dr Fleury; et nous n'avons eu jusqu'à présent qu'à nous louer de ses bons effets; seulement dans les deux cas que nous venons de signaler, nous nous bornons à prescrire, avec la canule à olive, une injection de huit à dix minutes, en faisant diminuer, au moyen du robinet, la force de projection du liquide. Les premières injections sont à une douce température qu'on abaisse graduellement.

Les débats plus ou moins passionnés qui tout récemment se sont élevés au sein de l'Académie, à propos du redresseur utérin de M. Valleix, ont remis en question un sujet qui depuis longtemps déjà préoccupait bon nombre de praticiens : un déplacement utérin peut-il justifier mécaniquement les troubles nerveux qui l'accompagnent, ou ces derniers, indépendants de la déviation organique, ne sont-ils dus qu'à une augmentation de volume, à une congestion passive de l'utérus ? Les uns avaient-ils raison de condamner la malade à un repos absolu, dans une station horizontale pendant un an ou deux ? les autres n'étaient-ils pas imprudents de se livrer à des manœuvres locales et incendiaires ? Tel est, à peu près, le terrain sur lequel s'était engagée la discussion ; nous n'avons l'intention ni de la réveiller ni de faire prévaloir l'une de ces opinions plutôt que l'autre ; au contraire, nous sommes disposé à les combattre toutes deux tant qu'on voudra les considérer sous le point de vue d'une pratique exclusive. Le repos absolu, sans remédier en aucune façon aux désordres locaux, ne peut qu'aggraver les troubles nerveux généraux en les compliquant d'anémie, de chlorose, etc.; nous en avons vu maints exemples qui, certes, ne nous ont pas encouragé à suivre de semblables errements. On le conseillait surtout dans le but de favoriser la résolution de l'engorgement de l'utérus : on a voulu, en effet, attribuer à l'engorgement de cet organe un rôle important dans les déviations utérines, mais les auteurs qui ont soutenu cette opinion ont pris encore là l'effet pour la cause; l'engorgement, si toutefois il est bien démontré qu'il existe, ne peut être que le résultat de la déviation et non la cause prédisposante. Le redresseur utérin de M. Valleix a déjà trop souvent prouvé qu'il n'était pas inoffensif pour qu'on ait en lui toute la confiance que peut lui accorder cet honorable praticien; plusieurs cas d'hémorrhagie et de péritonites suivis de mort ont fortement compromis son admission définitive dans la pratique chirurgicale; d'ailleurs, est-il bien certain, en dehors des graves dangers auxquels il expose, qu'il donne des résultats solides et durables?

Les succès remarquables que nous ont permis d'obtenir les douches froides et le traitement hydrothérapique général ne nous laissent plus aucun doute sur la nature de ces accidents nerveux qui accompagnent quelquefois les déviations utérines; nous sommes même porté à croire qu'on a attribué à ces dernières une trop grande importance? En effet, nous pouvons affirmer que dans la plus grande majorité des cas une déviation de l'utérus existe sans que la femme s'en soit jamais doutée, et par conséquent sans qu'elle ait ressenti le moindre symptôme nerveux qui aurait pu en faire soupçonner l'existence; bien plus, nous avons la conviction, et nous l'avons observé souvent, qu'une déviation utérine bien confirmée et accompagnée de troubles nerveux généraux plus ou moins graves *peut persister*, quand ces phénomènes nerveux ont disparu sous l'influence soit d'un traitement hydrothérapique soit de quelqu'autre médication antispasmodique et sédative. Nous croyons donc

1° Que la plus grande partie des phénomènes nerveux généraux qui forment le cortége ordinaire des déplacements utérins sont purement hystériques;

2° Que ces troubles hystériformes provoquent d'une manière presque permanente un véritable orgasme de l'utérus avec spasmes cloniques, suffisants pour expliquer une déviation consécutive dans son axe normal, déviation que la situation de cet organe dans le bassin, sa forme et sa mobilité rendent déjà si facile;

3° Que les accidents généraux peuvent disparaître complètement sous l'influence d'un traitement quelconque et la malade se considérer guérie, lors même que la déviation utérine persiste ;

4° Que la persistance de la déviation organique, malgré la rémission complète des troubles nerveux et l'absence de toute douleur locale ou générale, prouve péremptoirement que cette déviation n'a pu être une cause déterminante, mais une conséquence pure et simple ;

5° Qu'un déplacement utérin peut coïncider avec toutes les apparences de la santé la plus parfaite ;

6° Que la parturition, les fausses couches, etc., n'en sont pas toujours la véritable cause, comme on l'a cru longtemps, puisqu'on rencontre des déplacements utérins chez les vierges et que, pour ces dernières, on ne peut guère rattacher ces désordres locaux qu'à un état hystérique développé simplement par idiosyncrasie ou entretenu par des habitudes vicieuses et une éducation mal dirigée, etc.;

7° Que dans d'autres circonstances, lorsque les accidents généraux sont nuls et lorsque le déplacement de l'utérus s'accompagne d'accidents locaux, tels que douleurs à la région sacrée et inguinale, pesanteur au périnée, constipation, difficulté de la marche causée par une pression douloureuse et incommode vers le rectum ou la vulve, etc., les douches rectales et vaginales et les grandes douches extérieures suffisent pour détruire la constipation et ramener l'utérus dans sa position normale, non pas seulement d'une manière mécanique mais en réveillant la vitalité des tissus ;

8° Que la constipation si habituelle chez les femmes peut parfaitement, sans aucune intervention de l'utérus, rendre compte des douleurs locales signalées plus haut, par la pression que la masse intestinale exerce lorsque, dans certaine attitude, elle est refoulée par la contraction des muscles vers le plancher du bassin ;

9° Que les moyens hydrothérapiques peuvent revendiquer le premier rang parmi tous les autres moyens curatifs, puisqu'à chance égale de succès ils n'offrent aucun des dangers ni aucun des inconvénients que les autres ont présentés.

DU BAIN PARTIEL SIMPLE.

Le bain partiel qui consiste en une baignoire en bois, longue de sept pieds, large de trois, et haute de dix-huit à vingt pouces, ne doit contenir que quatre à six pouces d'eau, ordinairement tempérée, de + 10° à + 16°. Ce bain se prend immédiatement après l'étuve humide et parfois après l'étuve sèche.

Voici comment on procède : le malade, avant d'y entrer, est dépouillé de ses couvertures et du drap mouillé qui l'enveloppe ; il prend avec ses mains, dans un vase mis à sa portée, de l'eau froide avec laquelle il se frotte rapidement la poitrine et le visage ; il s'assied dans cette baignoire ne contenant, comme nous venons de le dire, que quatre à six pouces d'eau, et le doucheur le frictionne vivement avec les mains qu'il trempe dans l'eau du bain ; le malade en fait autant de son côté.

Ce procédé est fréquemment employé en hydrothérapie, et il rend effectivement de très-grands services lorsqu'au début du traitement on l'applique plusieurs jours de suite, jusqu'à ce qu'on soit parvenu à modifier l'état de la peau ; c'est aussi au moyen du bain partiel qu'on peut juger de l'état de sensibilité de cet organe.

Les frictions faites avec la même eau doivent continuer sans interruption pendant dix minutes environ ; elles s'exercent principalement sur les parties qui sont soumises à l'air, afin qu'on ne soit pas exposé au refroidissement.

Dans certaines circonstances le bain partiel est employé comme dérivatif, à la condition pendant sa durée de pratiquer, avec une eau plus froide que celle du bain, des ablutions sur les parties congestionnées; dans ce cas, la durée de l'opération est plus longue et l'eau du bain renouvelée.

DU DOUBLE BAIN PARTIEL, OU BAIN ALTERNATIF.

Cet appareil est composé de deux baignoires placées l'une près de l'autre et en tout semblables à celle que nous avons décrite à l'article du bain partiel : dans l'une : n° 1, nous faisons mettre quatre pouces d'eau tempérée à + 10°, + 15°, + 20°, + 25°, selon les cas; et dans l'autre n° 2, toute l'eau à + 6° 1/2 qu'elle peut contenir; à l'une des extrémités un plan incliné est disposé dans chacune d'elles pour supporter la tête du malade. Ce dernier est d'abord étendu dans la baignoire n° 1, où on le frictionne vigoureusement en tous sens; on masse ses articulations, ses muscles, et quand une minute s'est écoulée, on le porte, ou bien il se place lui-même, si cela est possible, dans la baignoire n° 2, dans laquelle il ne fait que se plonger entièrement; il revient au n° 1, où le massage et les frictions recommencent pendant une minute, puis nouveau plongeon dans l'eau froide du n° 2, et ainsi de suite trois ou quatre fois, suivant la nécessité; enfin, il est frictionné avec un drap bien sec, après avoir toujours terminé l'opération par le bain froid.

Nous avons eu souvent l'occasion d'employer ce procédé dans certaines paralysies incomplètes des membres inférieurs, et nous en avons toujours obtenu des effets satisfaisants. Parmi les sensations que ce bain produisait chez nos malades, nous n'en rapporterons qu'une qui pourra donner une idée de l'énergie et de l'activité que ce genre d'opération peut exciter : les paraplégiques qui, dans le cours de leur traitement antérieur, avaient été soumis à l'emploi de la strychnine, étaient tous d'accord pour nous dire que, longtemps après le bain, ils ressentaient, jusqu'à l'extrémité des pieds, des sensations analogues à celles que donne ce médicament, des secousses violentes et des soubresauts dans tout le trajet des membres.

Ce bain est employé aussi pour amener une stimulation puissante de l'enveloppe cutanée ; enfin, lorsque le malade peut le faire, l'exercice après cette opération est aussi de la plus haute importance.

DU GRAND BAIN.

Indépendamment des grandes baignoires en bois, en roche ou en zinc, à travers lesquelles passe un courant d'eau rapide, abondant et froid, Divonne possède aujourd'hui trois vastes piscines d'une longueur de 14 à 15 pieds, d'une largeur de 8 pieds, et d'une profondeur de 3 pieds 1/2 à 4 pieds. Toutes ces piscines, construites en roche, sont alimentées par une large nappe d'eau de 5 à 6 pieds de hauteur, qui est elle-même formée par les sources abondantes de la Divonne sortant de terre à quelques pas plus haut; deux de ces piscines sont établies dans le grand bâtiment principal, et l'une d'elles est spécialement destinée au service des dames; la troisième vient d'être construite près d'une des salles de sudation, dans le deuxième corps de bâtiment nouvellement mis en état pour recevoir un plus grand nombre de malades.

Au-dessus d'une des simples baignoires à courant continu est adaptée une douche en poussière que l'on fait fonctionner toutes les fois que le malade, en prenant son bain, a une tendance aux congestions vers la tête.

La température de l'eau qui traverse les baignoires et les trois grandes piscines est la même dans toutes les saisons; elle est si près de sa source que, dans le court trajet qu'elle a à parcourir, elle n'a pas le temps de recevoir l'influence atmosphérique, et cela est tellement vrai que le thermomètre, dont nous nous servons à chaque instant pour cette expérimentation, nous donne constamment, été comme hiver, soit dans la piscine soit à la source même, + 6° 1/2 centigrades. La profondeur des vastes réservoirs que renferme le Jura, et où nos sources prennent leur origine, peut seule expliquer cette température fixe et invariable.

La plupart des malades, en sortant de l'étuve sèche ou humide, doivent se baigner dans la piscine, à moins qu'il ne soit indiqué, comme nous l'avons déjà dit, d'employer l'eau tempérée; voici donc comment en général on procède : quand dans son maillot le malade a transpiré pendant l'espace de temps que nous lui avons précisé, il est enlevé de son lit de sudation, avec la précaution de maintenir en place les couvertures et d'empêcher l'introduction de l'air; puis deux doucheurs le transportent au bain; débarrassé de ses couvertures, il se mouille rapidement avec l'eau froide le visage et la poitrine, et le corps couvert de sueur, il se plonge dans la piscine. Il ne faut consacrer qu'un temps fort court à ce lavage préliminaire; car l'évaporation rapide qui se fait à l'air sur toute la surface du corps rend très-dangereux le séjour prolongé dans ce milieu; il faut donc se hâter et plonger sans aucune hésitation.

La durée du séjour dans le bain ne doit jamais

dépasser deux ou trois minutes, et pendant cet intervalle le malade ne doit pas rester immobile et inactif; il doit s'agiter au contraire, se remuer, plonger sa tête dans l'eau, nager; et les personnes qui ne peuvent se défendre d'une crainte puérile et mal fondée, quand elles se trouvent abandonnées à elles-mêmes au milieu de l'eau, peuvent se suspendre par une main à des appuis ménagés tout autour et au milieu des piscines, et faire ainsi des mouvements continuels en toute sécurité.

En général, le séjour dans l'eau ne doit jamais dépasser le temps que nous venons d'indiquer; il vaut mieux en sortir un peu trop tôt qu'un peu tard, et ne jamais attendre surtout l'arrivée du frisson. Nous avons souvent entendu dire qu'il fallait laisser passer le premier frisson et attendre le second, c'est une grave erreur que nous avons toujours combattue de toutes nos forces et qui peut entraîner des suites funestes; en effet, tant que la surface du corps est surchargée d'un excès de calorique, elle reste impunément soumise à l'influence directe de l'eau, qui s'en empare à mesure et donne à tous les tissus une tonicité plus grande en favorisant le mouvement centrifuge ou la réaction; mais si, une fois le calorique soustrait, ce phénomène si important et si salutaire se manifeste, quand le corps reste toujours soumis à l'action réfrigérante de l'eau, il se produit alors un mouvement centripète, c'est-à-dire en sens inverse du premier; et non-seulement la réaction ne peut être rappelée que par des moyens très-énergiques, mais les liquides refluant vers le centre peuvent congestionner les organes les plus importants à la vie. Il faut donc, de la part du malade, une obéissance aveugle et la soumission la plus complète à toutes les prescriptions, à tous les conseils que le médecin peut lui adresser; car, nous le répétons encore, il est souvent nécessaire, suivant la force organique du sujet, d'apporter des modifications soit dans la température du bain, soit dans sa durée. Il faut donc bien se garder, nous ne pouvons trop insister sur ce point, d'écouter les avis officieux que se croient en droit de donner certaines personnes qui, parce qu'elles ont subi déjà deux ou trois cures d'eau froide, pensent pouvoir diriger celles des autres : ces avis sont dictés, nous le savons, par une intention bienveillante, mais ils sont très-souvent suivis d'accidents et de mécomptes.

Après sa sortie du bain, le malade reçoit sur le corps un drap bien sec avec lequel, aidé du doucheur, il s'essuie avec soin; sans perdre de temps il s'habille et va se livrer à quelque exercice au grand air, pour entretenir et achever la réaction, en accélérant le mouvement circulatoire soit par la marche, soit par quelques exercices gymnastiques.

La pensée seule de l'immersion dans l'eau froide, lorsque le corps est ruisselant de sueur, a dû, dès le principe, jeter dans les esprits la crainte et l'épouvante, et nous sommes loin de nous en étonner, lorsque nous songeons non-seulement aux dangers qui peuvent en résulter quand l'application de ce procédé est mal dirigée et faite dans des conditions défavorables, mais aux nombreux refroidissements contractés chaque jour et dans toute saison par les transitions brusques du chaud au froid. Nous allons, en quelques mots, démontrer comment cette circonstance produit souvent des accidents dans le monde et n'en amène jamais par les procédés hydriatriques.

Comme nous l'avons dit déjà en parlant de l'étuve sèche, il est de la plus haute importance que la sueur soit développée sans excitation du système nerveux, de l'appareil circulatoire et respiratoire, et sans que les mouvements du corps y aient contribué ; il faut que tout soit calme et en repos ; c'est à ce sujet que nous avons répudié déjà toute chaleur produite par des moyens artificiels. Quand, au contraire, la transpiration s'établit à la suite d'une course, d'une marche forcée, d'un exercice violent, alors, sans aucun doute, l'immersion dans l'eau froide peut être funeste et même mortelle (1).

(1) Nous croyons devoir rapporter ici un fait historique qui servira à démontrer que l'immersion dans l'eau froide, après un exercice violent qui a provoqué la sueur, peut être dangereuse, quand au contraire elle est sans danger et même salutaire avec les procédés hydriatriques.

Nous empruntons à l'ouvrage de M. Constantin James les détails suivants, qu'il a puisés lui-même dans Quinte-Curce :

« Ce fut au milieu d'une des journées les plus chaudes d'un » été brûlant qu'Alexandre arriva sur les bords du Cydnus. La » fraîcheur et la limpidité de l'eau invitèrent le roi, couvert de » sueur et de poussière, à prendre un bain. Il se dépouille de » ses vêtements, et, le corps tout ruisselant, il descend dans » le fleuve. A peine y est-il entré que tous ses membres se rai- » dissent par un saisissement subit : la pâleur se répand sur » tout son corps, et peu à peu la chaleur vitale semble l'aban- » donner. Ses officiers le reçoivent presque expirant dans leurs » bras, et le transportent sans connaissance dans sa tente. »

Nous trouvons ici la réunion des conditions les plus défavorables. Alexandre avait le corps en sueur par suite d'une marche forcée. Il n'attend pas que l'excitation générale se calme; il se déshabille en plein air, descend dans le fleuve *(descendit in flumen)* au lieu de s'y jeter, et n'a pas même la ressource de prévenir le saisissement par la natation (*). A l'instant, la circulation s'arrête dans les capillaires et le sang abandonne la peau *(pallor diffusus est)* pour se concentrer au cœur et dans les gros vaisseaux, ce qui amena la syncope.

Poursuivons :

« Au bout de quelque temps, le malade commence à respirer

(*) Alexandre ne savait pas nager. Un jour qu'il était séparé de l'ennemi par un fleuve, on rapporte qu'il s'écria : *O me pessimum qui natare non didicerim !*

A cet instant, tous les organes se trouvent dans une sorte d'activité fébrile; la transpiration n'est plus le fait prédominant : elle n'est que l'indice de l'excitation générale; il n'est pas étonnant qu'alors un refroidissement subit amène les désordres les plus graves.

» plus librement. Il lève les yeux et, reprenant peu à peu ses » esprits, reconnaît sés amis qui l'entourent. Cette légère dé» tente ne servit qu'à lui faire comprendre l'immensité du » danger. En proie à une vive anxiété, il déclare qu'il ne veut » ni traitement long ni médecin timide, et qu'il préfère une » mort prompte à une lente convalescence.... C'est alors que » Philippe promet au roi un breuvage énergique; seulement il » ne veut le donner que le troisième jour. »

Pourquoi ces retards, alors que le danger presse? Philippe obéissait ici aux préoccupations superstitieuses de la médecine d'Hippocrate. Une crise seule pouvait sauver le roi. Or, le troisième jour étant regardé comme un jour critique beaucoup plus favorable que le premier et le deuxième, il préfère attendre. « Au commencement du troisième jour, Philippe entre dans la » tente du roi avec la potion qu'il avait préparée. Alexandre, » se soulevant sur son coude, prend la coupe et la vide..... La » respiration du roi devint plus embarrassée. Philippe ne négligea » rien de ce que son expérience lui suggérait. Il entoure le » corps du malade de fomentations; pour le réveiller de sa stu» peur, il lui fait respirer l'odeur du vin et des aliments. Dès » qu'il le voit reprendre ses sens, il ne cesse de lui parler de sa » sœur, de sa mère et de la victoire éclatante qui l'attend. Aus» sitôt que le médicament fut passé dans les veines, la santé » parut se répandre peu à peu dans toute sa personne. L'esprit » recouvra son énergie et le corps sa vigueur beaucoup plus tôt » qu'on ne pouvait l'espérer, puisque le même jour, le troisième » après l'accident, Alexandre put se montrer à son armée. »

Dans le procédé hydriatrique, rien de tout cela n'est à craindre : l'organisme continue son jeu habituel, sans secousse, sans violence, et presque avec son rhythme normal; quand la sueur arrive, la peau seule est vivement stimulée; et comme nous l'avons avancé plus haut, le seul,

La potion prescrite par Philippe ne pouvait être qu'une potion tonique, puisque avant tout il s'agissait de rappeler la chaleur. S'il fut heureux dans le choix du remède, il ne fut pas moins habile dans son application. Il comprit que le froid ayant fait refluer le sang dans la profondeur des tissus, il fallait que l'excitation vînt d'abord de l'intérieur et qu'elle fût seulement favorisée par les moyens externes. Aussi, avant d'employer les fomentations et autres stimulants, attend-il que la liqueur ait été injectée dans l'estomac. Il n'est pas étonnant que le travail de l'absorption se soit manifesté par l'aggravation apparente des symptômes, mais à peine le médicament, suivant l'expression parfaitement juste de l'historien, est-il passé dans les veines (*se diffudit in venas*), que la réaction commença.

Remarquons avec quelle sagacité Philippe fait intervenir les influences morales : il met en jeu les affections les plus chères et l'impatience du conquérant. D'ailleurs ne fallait-il pas, pour que la réaction devînt complète, que la surexcitation de l'esprit fût en rapport avec celle des organes ?

C'est à cette heureuse combinaison des moyens et aussi à la force de sa constitution que, après deux jours d'une inutile et dangereuse attente, Alexandre dut de revenir à la vie. Il avait lors de l'accident toute l'énergie de la jeunesse. Au contraire, l'empereur Frédéric Barberousse qui, seize siècles après, succomba pour s'être baigné dans le même fleuve, était âgé de près de soixante-et-dix ans. Or, il est d'observation que les jeunes gens ont une force de réaction bien supérieure à celle des vieillards.

l'unique danger qu'offre l'immersion dans l'eau froide, lorsque le corps est couvert de sueur, serait de la prolonger au-delà des limites prescrites.

Si le raisonnement ne prouvait pas déjà l'innocuité de ce procédé, l'expérience seule suffirait; en effet, que de milliers de malades se jettent chaque jour dans l'eau froide, après l'enveloppement dans les couvertures de laine, et cependant jusqu'ici on n'a pas eu à signaler encore un seul accident! C'est qu'au moyen de l'hydrothérapie on obtient une transpiration toute passive, et que dans l'autre cas elle est active et résulte de l'excitation générale de tout l'organisme.

Les refroidissements, dont le traitement préserve en fortifiant la peau et en la prémunissant contre les influences extérieures, arrivent rarement à la suite de l'immersion dans l'eau froide; ils sont plutôt, après une marche ou une course rapide, le résultat d'une transpiration abandonnée à elle-même, sans avoir la précaution ou de changer de vêtements, ou de continuer la course avec plus de rapidité encore.

En résumé, après chaque opération hydriatrique, et surtout après le bain général, ce qu'on cherche à obtenir est une *réaction* convenable, c'est-à-dire le réchauffement complet du corps par ses seules ressources de calorique, après qu'il a été mis en contact avec le froid ; ce phénomène est appelé *réaction*, parce qu'il semble effectivement que la vitalité de nos tissus réagit contre la cause qui l'a momentanément affectée. A la fin du siècle dernier, sir James Currie a exposé une vérité aujourd'hui incontestable, c'est que l'application du froid à l'extérieur est d'autant moins dangereuse que la chaleur du corps est plus élevée. On peut ajouter que la réaction ne se fait d'une manière convenable qu'à cette condition ; enfin, pour qu'elle soit salutaire, il est important qu'elle se fasse rapidement, que la coloration de la peau soit vive, et que l'immersion ne soit pas trop prolongée.

S'il est établi que l'application extérieure du froid artificiel rend l'économie plus apte à réactionner, c'est-à-dire à transmettre plus rapidement les courants de calorique, le froid naturel ou la saison d'hiver doit produire le même effet : chacun a pu observer, pendant un froid sec et rigoureux, que la digestion était plus active (1), le pouls plus fort et plus fréquent et la vitalité de nos organes en général augmentée, à la condition toutefois de faire du mouvement, de pren-

(1) *Ventres hyeme et vere calidissimi sunt; si quidem calidi innati plus habent, undè et copiosiore indigent alimento.*—HIPP.

dre de l'exercice; qui de nous, en effet, en se promenant pendant les froides journées d'hiver, ne s'est senti plus agile, plus fort et mieux harmonisé? Cela tient uniquement à ce que les fonctions respiratoires s'accomplissent mieux, ainsi que l'hématose, sous l'influence d'un air plus dense et par conséquent plus oxigéné; que nos liquides, par l'égalité de pression qui maintient leur équilibre, circulent avec plus d'énergie et transportent avec une rapidité plus grande les courants de calorique, dont la source est sans cesse alimentée par l'oxigénation plus active du sang (1). Aussi, dans les établissements hydrothérapiques, il existe deux saisons bien distinctes : l'une d'été où les grandes sudations sont indispensables pour favoriser le travail d'élimination, et l'autre d'hiver, où l'on n'arrive qu'au simple échauffement suivi de l'immersion rapide dans l'eau froide, d'un exercice convenable et d'un régime analeptique et fortifiant; pendant la première, se traitent avantageusement les affections goutteuses, rhumatismales, etc.; et dans la seconde, les maladies

(1) Quelques auteurs ont prétendu que chez les peuples du Nord la faculté de développer du calorique était plus marquée, et que lorsqu'un certain nombre d'hommes de ces contrées étaient réunis dans une chambre, une église, etc., la température de l'air s'y élevait rapidement, etc. — ENCYCLOPÉDIE MODERNE, *chaleur animale*, tome VIII, page 550.

atoniques, telles que la chlorose, l'aglobulie, les pertes séminales, les affections hystériques et celles où l'irritation et la faiblesse réunies sont désignées sous le nom de névropathies. Comme la transpiration abondante accable et affaiblit les malades atteints de ces sortes d'affections, et que d'un autre côté les réactions au grand air sont de la plus absolue nécessité, il est difficile de favoriser ces dernières pendant la saison d'été, à cause de la chaleur atmosphérique qui souvent rappelle ou prolonge la transpiration au-delà des limites compatibles avec les forces des malades; au contraire, pendant la saison d'hiver, si le froid est sec, la promenade au grand air est très-salutaire en aidant à l'action tonique du traitement; s'il y a de l'humidité dans l'air ou de la neige, nous remplaçons la promenade par des exercices variés, conformes autant que possible aux goûts des malades, mais combinés toujours de telle sorte que la plus grande partie des muscles du corps soient sans cesse en mouvement.

Nous avons eu déjà souvent l'occasion d'appliquer le traitement hydrothérapique pendant la saison d'hiver, et toujours nous avons pu, dans les mêmes cas donnés, constater une amélioration plus rapide que pendant la saison d'été. Quelques malades qui, sans succès, avaient suivi un traitement pendant la saison chaude, sont revenus, d'après notre recommandation, faire une nouvelle cure en décembre et janvier, et le résultat a été très-prompt et très-satisfaisant.

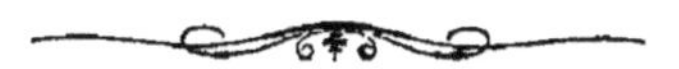

ÉTUDES PRATIQUES SUR L'HYDROTHÉRAPIE.

IIe PARTIE.

DEUXIÈME PARTIE.

CHAPITRE II.

PARTIE CLINIQUE.

1re SÉRIE.

Rhumatismes. — Goutte.

OBSERVATION PREMIÈRE.

Nº 1er. — ARTHRITE RHUMATISMALE CHRONIQUE.

M. ***, âgé de 42 ans, d'un tempérament lymphatico-sanguin, d'une constitution obèse, la peau vultueuse, blanche, atteint depuis quatre années d'un rhumatisme articulaire qui avait envahi le genou et le poignet droit, et qui avait nécessité pendant longtemps l'usage des béquilles, entra à l'établissement le 9 avril 1850. Il existait en outre des hémorrhoïdes internes non fluentes et une constipation opiniâtre. A son arrivée, les douleurs étaient peu vives.

Pendant les huit premiers jours, il fut enveloppé chaque matin dans les couvertures sèches, et cette opération fut suivie d'un grand bain à + 12°, dont la température fut insensiblement abaissée. Après ces huit premiers jours de traitement, on vit apparaître successivement tous les phénomènes qui caractérisaient la maladie antérieure, douleurs aiguës au genou et au poignet. Le 20, nous constatons sur la face dorsale des pieds un érythème qui s'étendit insensiblement et qui, au quinzième jour du traitement, avait envahi les jambes et les cuisses. Les sudations durèrent encore dix jours, les douleurs diminuèrent, l'érythème pâlit et se dessécha. Pendant la dernière semaine, les douches ascendantes sont maintenues en vue de l'état hémorrhoïdal; les grandes douches à colonne sont dirigées sur les membres, et le malade peut reprendre ses travaux.

Un mois après, il nous écrit qu'il ne s'est jamais si bien porté, que le ventre est tout à fait libre, et que les hémorrhoïdes ont flué deux jours de suite, ce qui ne leur était jamais arrivé. Neuf mois après, nous recevons encore des nouvelles de notre malade qui, quoique placé journellement dans des conditions favorables à la reproduction de sa maladie, n'a ressenti aucune douleur et paraît avoir complètement oublié les maux qui l'ont affligé si longtemps.

En vue de la constitution de ce malade, nous avons dû, tout en favorisant les fonctions cutanées, ne pas perdre de vue l'état hémorrhoïdal qu'il présentait. Il y avait indication formelle à opérer une dérivation dans le lieu que la nature semblait désigner. Effectivement, depuis que ces hémorrhoïdes ont coulé, la santé du malade, indépendamment de la disparition de ses douleurs, devint en général meilleure. Son état pléthorique amenait souvent de la plénitude vers les parties supérieures, l'appétit était nul, le sommeil agité et les forces facilement abattues; la médication que nous avons adoptée, et qui consistait principalement en sudations et en douches périnéales, a donc été couronnée d'un plein succès.

OBSERVATION DEUXIÈME.

N° 2. — AFFECTION RHUMATISMALE SURVENUE APRÈS LA SUPPRESSION D'UNE GONORRHÉE. — VICE HERPÉTIQUE.

M. ***, âgé de 22 ans, tempérament nerveux, petite taille, maigre, entre à l'établissement le 26 mai 1850. Il était atteint depuis 11 mois d'une affection rhumatismale qui s'était manifestée à la suite d'une blennorrhagie abandonnée à elle-même et qui, du type aigu, avait passé au type chronique. Le médecin auquel il s'était adressé, après avoir échoué avec les traitements spécifiques employés en pareil cas, se décida à nous l'envoyer en désespoir de cause.

A son entrée dans l'établissement, les douleurs sont limitées aux deux pieds. Elles occupent principalement les articulations métatarso-phalangiennes. L'ambulation est très-difficile et très-pénible. Après avoir interrogé minutieusement le malade, nous obtenons de lui des détails fort intéressants sur la marche de sa maladie et sur les accidents qui l'avaient précédée. Il nous avoua avoir été atteint, 18 mois auparavant, d'une gale qu'il avait négligé de soigner. Cette dernière avait disparu, et il ne s'en était plus préoccupé. Six mois après, il fut atteint d'une blennorrhagie dont le sort fut le même que celui de la gale; comme il arrive souvent alors, l'écoulement disparut pour faire place à des douleurs arthritiques qui, chez ce malade, se fixèrent aux deux articulations tibio-fémorales et métatarso-phalangiennes. Quelques mois après, les douleurs des genoux disparurent pour se faire sentir avec plus de force dans les articulations des pieds. Tels étaient donc les symptômes que présentait ce malade à son arrivée à Divonne. Il y avait évidemment là une métastase, et l'affection arthritique devait être entièrement attribuée à la suppression de la blennorrhagie. En conséquence, nous débutons par l'emploi exclusif et répété deux fois par jour des sudations dans l'étuve sèche. Au bout d'un mois de ce traitement, le corps de ce malade est couvert de vésicules acuminées accompagnées de démangeaisons très-vives. Cette éruption se développe surtout vers les poignets, les intervalles des doigts, les plis des articulations, la face interne des membres et l'abdomen. Les démangeaisons sont augmentées par la chaleur du lit. La réaction est telle que la fièvre apparaît et que les insomnies sont complètes. Evidemment nous avions là tous les mêmes caractères de la gale qui, dix-huit mois auparavant, avait été répercutée dans des circonstances qu'il nous est impossible de déterminer. Ce n'était pas une gale récemment contractée, car le malade ne sortait pas, et dans ce moment aucun employé de l'établissement ni aucun malade n'était atteint de cette maladie. Du reste après avoir, dès les premiers jours, réduit les deux opérations à une seule, tous ces accidents disparurent d'eux-mêmes sans l'emploi d'aucune médication spécifique, et, pendant cet intervalle, il est bon de noter que les douleurs avaient diminué d'intensité, sans toutefois disparaître. Quand l'excitation générale fut calmée, nous reprîmes le traitement comme par le passé. Au bout de quinze jours environ, un prurit inaccoutumé se fait sentir à la verge; trois jours après, un écoulement mucoso-purulent apparaît. Au même instant et comme par enchantement toute douleur cesse, et la marche se fait sans aucune difficulté. Nous nous gardons bien d'arrêter cet écoulement, car très-probablement il doit avoir quelque rapport avec la blennorrhagie, première cause de l'arthritis. Cet état dure huit jours ; au bout de ce temps, l'écoulement se suspend de nouveau spontanément et les douleurs reparaissent aussitôt, toutefois avec moins d'intensité. Nous continuons les sudations dans l'étuve sèche, suivies de la grande piscine à 6° 1/2 centigrades, et nous commençons les grandes douches à colonne frappant surtout dans les parties voisines des articulations malades. Les douleurs n'augmentent ni ne diminuent, elles restent stationnaires. C'est alors que nous eûmes l'idée, comme nous l'avions souvent pratiqué en pareil cas dans les hôpitaux militaires, d'inoculer une nouvelle blennorrhagie et de la guérir par les moyens spécifiques. Le malade éprouve une certaine répugnance à suivre ce conseil et nous attendons encore. Trois semaines après la réapparition des douleurs, un écoulement muqueux reparaît subitement sans être précédé, comme la première fois, de prurit à la verge. Il y a de la fièvre, cessation complète de toute douleur, et nous observons sur la partie interne des bras, des cuisses, une éruption furonculeuse qui suivit sa marche ordinaire. Tous ces petits furoncles suppurèrent et se desséchèrent ; l'écoulement muqueux diminua insensiblement tous les jours, et les douleurs très-faibles ne reparurent qu'à de rares intervalles. La marche était décidément devenue très-facile, les nuits étaient calmes, l'appétit meilleur, le malade avait repris de l'embonpoint, et quinze semaines après son arrivée à Divonne, il partit très-satisfait de sa cure et des résultats qu'il avait obtenus.

Cette observation est fort intéressante et fait ressortir la puissance des moyens hydrothérapiques pour réveiller les affections anciennes et pour ainsi dire oubliées qui, la plupart du temps, entretiennent des affections dont on méconnaît l'origine. Nous avons reçu des nouvelles indirectes de ce malade : on nous a dit que ses douleurs avaient reparu au talon, très-légères à la vérité. Nous regrettons encore que l'inoculation n'ait pas eu lieu ; car nous sommes convaincu, d'après notre propre expérience, qu'une blennorrhagie nouvelle, greffée pour ainsi dire sur l'ancienne, aurait fait cesser pour toujours des accidents qui n'étaient dus qu'à une métastase. Ce qu'il y a de merveilleux, c'est d'avoir provoqué la réapparition d'une gale datant de dix-huit mois, parfaitement caractérisée, et celle d'une blennorrhagie suspendue et oubliée depuis longtemps. Nous sommes autorisé à croire que si ce malade revient encore l'année prochaine faire une seconde cure hydrothérapique, la guérison sera assurée.

OBSERVATION TROISIÈME.

N° 3. — RHUMATISME CHRONIQUE.

Mme ***, âgée de 52 ans, d'un tempérament sanguin, nerveux, avait depuis 12 ans des douleurs rhumatismales erratiques qui se fixaient principalement aux articulations des coudes et des poignets, après avoir dès le début de la maladie occupé les deux articulations tibio-fémorales. Les attaques qui étaient devenues très-fréquentes laissaient la malade dans un état d'irritation extrême qui durait chaque fois 12 à 15 jours.

Traitement : Enveloppement dans la couverture de laine et application de compresses humides sur le coude et le poignet ou enveloppement dans le drap mouillé, lorsque l'irritation était trop grande, ce qui arrivait surtout après les attaques et durait chaque fois 3 ou 4 jours; grand bain à 15° après la sudation, douches à colonne sur les parties voisines des articulations malades. Parfois cette dernière opération ne pouvant être supportée était remplacée par la douche en poussière. Quinze jours après, les douleurs étaient tellement diminuées que la malade se croyait guérie et voulait suspendre sa cure. D'après notre conseil elle n'en fit rien, et 25 jours après son entrée à l'établissement deux petits furoncles apparurent, l'un à l'épaule et l'autre au milieu de l'avant-bras. La malade fut excessivement tourmentée ; les crises générales étaient fréquentes et se compliquaient de symptômes nerveux. Cet état de choses dura 15 jours environ ; le traitement moins énergique pendant les crises fut repris comme auparavant, les douleurs disparurent et la malade put sortir au bout de six semaines.

Cette malade, que nous avons eu l'occasion de revoir plusieurs fois depuis cette époque et six mois environ après sa cure, est dans un état très-satisfaisant et ses douleurs semblent avoir disparu pour toujours.

Il y a de grands désavantages à ne pas continuer un traitement régulier jusqu'à ce que les grandes crises soient passées. On multiplie ainsi de beaucoup les douleurs qu'elles occasionnent lorsqu'elles arrivent, et même on les rend plus nombreuses et moins efficaces.

OBSERVATION QUATRIÈME.

N° 4. — RHUMATISME CHRONIQUE.

M. ***, âgé de 31 ans, nerveux et lymphatique, atteint depuis longtemps de douleurs vagues dans les articulations des membres, contractées par la fréquentation des lieux humides, entra à l'établissement le 5 août 1850.

Traitement : Du 5 au 10, frictions avec le drap mouillé deux fois par jour; du 10 au 30 août, étuves sèches, sudations prolongées suivies les premiers jours du grand bain à 15° et insensiblement de la grande piscine à 6° 1/2. La peau qui, depuis longtemps blanche et molle, ne fonctionnait pas, a repris une vigueur nouvelle et une teinte plus rosée. Le malade, qui avait une grande répugnance pour l'eau froide, éprouve un tel bien-être en sortant de la piscine que, sans nous l'avoir demandé, il en prend deux de plus par jour. Du 1er septembre au 22, jour de son départ, l'amélioration n'a été qu'en augmentant : plus de douleurs, de l'entrain, de la gaîté et la promesse de revenir l'année suivante, ne fût-ce que par reconnaissance.

OBSERVATION CINQUIÈME.

N° 5. — ARTHRITE RHUMATISMALE CHRONIQUE DATANT DE 11 ANS.

Difformité des articulations des membres inférieurs, émaciation générale.

M. ***, âgé de 19 ans, entra à l'établissement le 18 juin 1850. Il était atteint depuis onze ans d'un rhumatisme goutteux général, avec difformité des pieds et des doigts des mains ; des nodosités dures et nombreuses annonçaient le dépôt de substances calcaires autour des articulations. Le malade marchait avec beaucoup de peine et de douleur. A plusieurs reprises, et récemment encore, il était obligé pour se déplacer de faire usage de béquilles. La dernière fois qu'il s'en était servi, il les avait gardées pendant un an.

Etat du malade : Tempérament lymphatique, taille élevée, structure osseuse, d'une maigreur extrême ; les épaules portées en avant et le sternum déprimé pouvaient faire craindre que sa poitrine délicate ne fût un obstacle à la cure d'eau froide. En auscultant et en percutant avec soin la poitrine, elle rendait un son mat à la partie inférieure du poumon droit. La respiration n'était pas normale, mais cependant ne présentait aucune contre-indication formelle à l'emploi de l'eau froide. L'appétit était à peu près nul et les fonctions digestives se faisaient mal. Le malade seulement nous disait avoir ressenti depuis deux mois environ des accès de fièvre qui survenaient pendant la nuit, et le matin quelques sueurs froides apparaissaient. Il n'y avait pas de toux. En somme, les organes respiratoires étaient en harmonie avec l'état général du malade menacé d'un marasme complet ; les fonctions de la peau étaient entièrement abolies.

Certes, le cas était peu engageant ; aussi, n'est-ce qu'avec une extrême réserve que nous avons entrepris cette cure.

Pour habituer peu à peu le malade à l'action de l'eau froide, nous débutons les premiers jours par des frictions stimulantes avec le drap mouillé, puis deux courtes ablutions par jour avec de l'eau à 20°. N'en voyant résulter aucun effet fâcheux et la réaction ne se manifestant pas du tout à la peau, nous faisons frictionner vigoureusement le malade avec des brosses anglaises, l'eau conservant toujours la même température. Au bout de six jours, la peau commence à se piqueter de points rosés. Le 22, nous prescrivons l'étuve sèche le matin, en faisant appliquer des compresses humides sur les articulations douloureuses. Les deux premiers jours, la transpiration paraît difficilement. Le malade qui est très-patient consent à rester plus longtemps dans le maillot et jusqu'à l'apparition complète de la sueur. Le 25, après six heures d'enveloppement, une sueur assez abondante se manifeste. Nous faisons aussitôt descendre le malade dans la salle des bains et il reçoit comme les jours précédents les ablutions à 20°. Cette résistance de la peau à transpirer nous étonna, car la sueur est en général plus abondante chez les tempéraments lymphatiques et chez ceux dont la faiblesse est très-grande. Nous continuons ainsi jusqu'à la fin du mois. Le 1er juillet, nous ordonnons deux enveloppements par jour et six verres d'eau à boire, et à partir de cette époque l'ablution est descendue à 15°.

Dès les premiers jours, le malade commença à avoir une grande confiance dans ce genre de traitement qui l'avait effrayé tout d'abord; c'est qu'il s'était déjà senti plus allégé, plus souple; son appétit était devenu meilleur et ses douleurs moins aiguës. Le 3, augmentation des douleurs, raideur dans les articulations; les urines très-claires déposent dans le fond du vase de petites granulations rouges. Le malade ne boit pas assez; nous portons le nombre de verres d'eau à 12 par jour. Le 6, plus de raideur encore, nuit assez bonne, urines plus abondantes mais pas de granulations, douleurs aiguës à l'épaule gauche, aux deux hanches, au pied droit et aux lombes; le pouls depuis deux jours marquait 120 pulsations à la minute; nous étions entrés décidément en pleine fièvre de réaction. Le 9, le pouls était à 80; les douleurs des lombes, de l'épaule gauche et des hanches avaient disparu et s'étaient portées aux deux genoux et maintenues au pied droit; l'appétit était difficile à satisfaire. Les compresses humides et les maillots continuent; les sudations deviennent très-faciles et très-abondantes. Nous pouvons recueillir chaque fois sous le lit 30 à 40 grammes de sueur qui filtrent à travers les deux couvertures, un matelas de crin végétal et la toile d'un lit de sangle. Pendant chaque opération, il ne boit environ que deux verres d'eau, indépendamment de ceux qui lui sont ordonnés dans la journée, et malgré ces pertes énormes le malade semble prendre de l'embonpoint ; la peau de terreuse qu'elle était devient rosée et les forces paraissent augmenter. Le 12, diarrhée sans coliques, douze selles liquides et demi-liquides dans les 24 heures. Le 13, deux selles. Pendant cet intervalle, nous laissons reposer le malade. Le 15, les deux enveloppements recommencent en conservant toujours les compresses humides sur toutes les articulations malades. Après chacune de ces opérations, nous eûmes la pensée de laver nous-même ces compresses dans de l'eau très-limpide; chaque fois elles blanchissaient l'eau, et laissant reposer cette dernière, il s'établissait un sédiment blanc et jaunâtre qui devait être nécessairement le produit d'une élimination cutanée. Nous observons dès-lors plus attentivement la peau du malade avant de le mettre au maillot, et nous remarquons une concrétion blanche d'une saveur légèrement salée déposée principalement sur les téguments recouvrant les articulations.

Le 20 juillet, après les sudations, nous ordonnons la grande piscine à 6° 1/2 centigrades et une grande douche à colonne dans les parties voisines des points douloureux. Le malade, dont les mouvements étaient autrefois si pénibles, y entre gaîment tout ruisselant de sueur et en sort avec une vigueur et une énergie qu'il ne connaissait pas depuis longtemps. Les douleurs des genoux et du pied droit ont totalement disparu. Toutes les articulations atteintes de nodosités, quoique un peu plus grosses que dans l'état normal, sont molles et sans douleurs; le malade marche avec beaucoup de facilité et ne conserve qu'une déviation du pied droit dont la pointe est tournée en dedans. Le 6 août, il survient un furoncle au côté externe du genou droit. Nous suspendons pendant quelques jours le maillot et nous traitons cette première éruption avec les compresses humides - sèches dont nous avons déjà parlé. Pendant huit jours il survient d'autres petits furoncles aux lombes, aux hanches et à l'épaule gauche. Comme ils ne sont pas si volumineux que le premier, nous reprenons le maillot le 15 août. Cette éruption suit sa marche ordinaire; quelques-uns de ces furoncles suppurent, les autres disparaissent d'eux-mêmes. Depuis ce moment le changement survenu dans l'état physique et moral tient du prodige. Dès le début, nous étions fort loin de de nous attendre à une semblable amélioration. Pendant l'éruption furonculeuse, des urines critiques étaient survenues, elles déposaient une couche épaisse d'un sédiment calcaire; les fonctions digestives étaient normales, les sueurs nocturnes n'existaient plus, et la carnation était complètement modifiée. Ce jeune homme sortit de l'établissement le 21 septembre dans un état très-satisfaisant. Nous avons revu quelques mois après ce malade, et les forces nouvelles qu'il a acquises lui ont permis de reprendre les travaux de la campagne qu'il avait abandonnés depuis plusieurs années. Il doit nous revenir au printemps prochain, et nous ne doutons pas qu'une deuxième cure n'achève la guérison.

Depuis plus de quatre ans que le malade nous a quitté, nous avons pu nous assurer que cette remarquable amélioration s'était maintenue; c'est aujourd'hui une véritable transformation; cependant, malgré deux cures suivies rigoureusement, nous n'avons pu faire disparaître une claudication dépendante d'une ankylose ancienne à l'articulation coxo-fémorale.

OBSERVATION SIXIÈME.

N° 6. — GOUTTE PODAGRE.

M. ***, âgé de 55 ans, tempérament sanguin, habitué depuis longtemps à une vie sédentaire et à une nourriture copieuse et succulente, avait depuis quelques années ressenti une douleur assez vive aux deux gros orteils. Cette douleur disparaissait et reparaissait alternativement. Il avait en outre des hémorrhoïdes non fluentes.

Depuis six mois environ, le gonflement des pieds l'empêchait de porter des chaussures en cuir. Tel était encore son état à son entrée dans l'établissement, le 28 juillet 1850.

Traitement : Du 28 au 1er août, frictions avec le drap mouillé et deux demi-bains à courant continu à 8° centigrades. Du 1er août au 10, étuves sèches le matin suivies d'ablutions à 14°, compresses humides sur les deux orteils, et deux douches en pluie périnéales à 8°. Du 10 au 20, deux étuves sèches par jour, deux grandes piscines à 6° 1/2 centigrades et deux douches à colonne périnéales à 6° 1/2. Le 15, les hémorrhoïdes coulaient d'elles-mêmes, ce qu'il ne pouvait jamais obtenir auparavant que par une application de sangsues. La douleur et le gonflement ayant déjà diminué depuis quelque temps ont tout à fait disparu. Il peut sans difficulté mettre ses bottes et faire de longues promenades sans peine et sans douleur. Le malade quitte l'établissement le 30 juillet, et d'après les nouvelles que nous avons reçues de lui, le bien-être s'est maintenu, et deux fois déjà les hémorrhoïdes ont coulé spontanément. Il est vrai de dire que, d'après nos conseils, il a continué l'usage des demi-bains froids.

OBSERVATION SEPTIÈME.

N° 7. — RHUMATISME MUSCULAIRE.

M. ***, âgé de 58 ans, tempérament lymphatique, constitution assez robuste, entra à l'établissement le 15 août 1850. Il était depuis plusieurs années atteint d'un rhumatisme musculaire qui avait graduellement augmenté d'intensité et qui, lors de son arrivée, était non-seulement des plus incommodes, mais rendait la marche très-difficile et quelquefois même impossible. Il avait beaucoup de peine à faire une courte promenade sans être haletant et épuisé de fatigue. Le cœur était légèrement hypertrophié sans lésion des orifices. Il n'existait aucun trouble fonctionnel de l'organe central de la circulation, pas de palpitations ni de dyspnée.

M. ***, tout robuste qu'il était, redoutait fortement l'hydrothérapie; il était craintif et paraissait en arrivant regretter déjà l'éloignement de sa femme et de sa famille.

Traitement : Le 16, nous débutons par une friction avec le drap mouillé; il la supporte non sans maugréer. Jamais l'eau froide n'avait probablement touché sa peau. Sans être grand buveur, il considérait la privation du vin comme un supplice auquel il ne pourrait se soumettre. Du 17 au 21, même opération deux fois par jour, en y adjoignant des ablutions générales à 12°. La terreur de ce malade pour l'eau froide n'était pas encore vaincue et il ne pouvait se consoler de l'abstinence du vin à laquelle on le condamnait. Aussi le 22, il partit à cinq heures du matin, sans prévenir personne, et fit six lieues à pied pour retourner chez lui. Nous avons appris, le jour de son départ, qu'indocile à nos avis il avait commencé chaque soir par aller boire au village un verre de vin; puis de mauvais plaisants s'étaient moqués de ses scrupules, et la veille de son départ il était rentré dans sa chambre dans un état voisin de l'ivresse. Pendant la nuit, il avait vu des diables entrer par la fenêtre, et, l'esprit frappé de toutes ces visions, il était parti sans plus tarder.

Malgré ces écarts de régime et le peu de temps accordé à la cure, nous ne pouvons nous empêcher de signaler la facilité avec laquelle ce malade a pu faire six lieues de marche, lorsqu'à son entrée il pouvait à peine faire vingt pas sans se reposer. Son peu de persévérance est donc à regretter pour lui.

OBSERVATION HUITIÈME.

N° 8. — RHUMATISME GOUTTEUX.

M. ***, âgé de 35 ans, tempérament lymphatique, d'une santé générale assez satisfaisante, entra à l'établissement le 22 août 1850. Atteint d'un rhumatisme goutteux chronique, remontant à plusieurs années, il avait déjà fait sans succès deux cures aux eaux d'Aix et pris sans plus d'avantage le remède de Leroy.

Lorsque nous le vîmes pour la première fois, toutes les articulations des membres inférieurs, celles des mains et de l'avant-bras, étaient le siége de tuméfactions considérables et douloureuses; les surfaces synoviales étaient en général dépolies et leur frottement occasionnait au moindre mouvement des bruits de craquement très-prononcés. Tous ces accidents empêchaient le malade non-seulement de marcher, mais encore de se soutenir sur ses jambes; une guérison, sinon une grande amélioration, pouvait être obtenue, mais la cure devait être longue et le malade persévérant.

Nous employons dès le début l'étuve sèche, ainsi que les compresses humides en permanence et les ablutions à 20°, à raison de l'extrême irritabilité du malade. Insensiblement nous abaissons la température, lorsqu'arrivé à 12° le malade, qui ne trouvait pas encore d'amélioration, nous interrogea sur la durée de sa cure. Il s'en effraya et voulut partir au bout de quinze jours de traitement.

Cependant les mouvements étaient un peu plus libres; les tuméfactions étaient devenues plus molles, et tout semblait nous promettre un résultat satisfaisant.

Nous ne pouvons nous empêcher de signaler ici un regret que nous avons souvent manifesté ailleurs, c'est que les malades établissent toujours une comparaison inexacte et fâcheuse entre l'hydrothérapie et les eaux thermales. Ces dernières, disent-ils, n'exigent qu'une cure de vingt-et-un jours, et ce chiffre arbitraire est appliqué par eux au traitement par l'eau froide. D'abord nous n'admettons pas que cette durée limitée soit passée à l'état de loi, et quand elle existerait pour les eaux thermales, l'hydrothérapie ne s'accommode nullement de ces restrictions qu'on lui impose; quand l'eau froide guérit, elle guérit radicalement, et tout malade qui vient lui demander la santé doit s'armer avant tout de résolution et de persévérance.

OBSERVATION NEUVIÈME.

N° 9. — RHUMATISME MUSCULAIRE ET ARTICULAIRE DE L'ÉPAULE ET DU BRAS.

M. ***, âgé de 33 ans, tempérament sanguin, nerveux, entra à l'établissement le 1er août 1850. Ce malade était atteint depuis plusieurs années d'un rhumatisme musculaire et articulaire, siégeant au bras et à l'épaule du côté gauche.

Etat du malade : Les douleurs sont si vives qu'il n'a de repos ni jour ni nuit. Il ne peut faire aucun usage de son bras gauche qu'il est obligé de soutenir de la main droite. Le moindre contact lui fait pousser des cris. Il se plaint et gémit sans cesse. L'appétit est à peu près nul. La constipation persiste depuis longtemps.

Traitement : A quatre heures du matin, étuve sèche, l'épaule et le bras malades couverts de linges mouillés et légèrement exprimés, sueur pendant une heure et demie, puis lotions à 18° centigrades ; à quatre heures du soir une seconde lotion à la même température. Le soir, avant de se coucher, un doucheur lui frotte le bras pendant cinq minutes avec des linges trempés dans l'eau à 12°, puis avec une serviette sèche ; jour et nuit le bras est enveloppé de compresses humides. Le quatrième jour, douche à colonne avec recommandation de ne pas frapper le bras souffrant plus que les autres parties du corps. Immédiatement après la douche, la douleur de l'épaule déjà diminuée disparaît entièrement, en laissant dans les parties qu'elle occupait le sentiment d'une constriction très-prononcée. Deux jours après, un érythème apparaît sur toute l'étendue du bras, et la douleur se porte vers le poignet. Pendant l'excitation que cette éruption donne au malade, nous suspendons momentanément la douche et l'étuve sèche, et nous nous bornons à l'application des compresses sédatives sur toute la longueur du bras. Trois jours après, l'excitation a disparu ; la douleur au poignet persiste, seulement avec moins d'intensité. Nous faisons reprendre alors le maillot et la douche, en la dirigeant de nouveau sur les parties voisines du poignet. Le lendemain, plus de traces de douleur, et depuis ce moment jusqu'au 9 septembre, jour de son départ, l'état du malade a toujours été en s'améliorant. Il peut se servir impunément de son bras.

On doit remarquer ici la rapidité avec laquelle les douleurs vives ont été apaisées, le rapport qui existe entre la diminution de la douleur et l'apparition de l'érythème, et l'action manifeste de la douche sur ce genre de douleur, en la faisant frapper plus particulièrement sur les régions qui avoisinent la partie malade.

OBSERVATION DIXIÈME.

N° 10. — ARTHRITIS CHRONIQUE, GASTRO-HÉPATITE CHRONIQUE, ENDOCARDITE.

M. ***, âgé de 56 ans, tempérament sanguin, entré le 22 juin 1850, est atteint depuis neuf ans d'une gastro-hépatite qui, après avoir été traitée par les moyens allopathiques ordinaires, n'a semblé céder momentanément au bout de deux années qu'après l'apparition d'une affection rhumatismale envahissant à la fois toutes les articulations. Comme il arrive fréquemment en pareil cas, une endocardite très-caractérisée est venue compliquer la gravité de cette affection; depuis sept ans ce malade est exposé à de vives et continuelles douleurs qui l'obligent à garder le lit ou le fauteuil, sans pouvoir faire aucun mouvement.

Etat du malade : Tuméfaction des articulations contrastant avec le volume amoindri des membres; pas de rougeur et peu d'augmentation de chaleur; craquements qui paraissent dus à l'état de sécheresse des surfaces articulaires; mouvements fébriles avec exaspérations quotidiennes et surtout nocturnes pendant lesquelles les douleurs articulaires sont notablement augmentées; frissons et malaise, oppression, anxiété et quelquefois douleur dans la région précordiale; palpitations plus ou moins violentes, tumultueuses et irrégulières. A la percussion, nous trouvons à la région précordiale une matité plus étendue que dans l'état ordinaire. L'auscultation révèle l'existence d'un bruit de soufflet plus ou moins râpeux et qui se fait particulièrement entendre au premier temps ; sous la main les battements du cœur sont superficiels et accompagnés d'un frémissement vibratoire et d'une sorte de crépitation. Pendant les réactions fébriles qui surviennent la nuit, le pouls acquiert une fréquence très-considérable, dépassant quelquefois 140 et 150 pulsations par minute. Il offrait surtout ce caractère particulier désigné sous le nom de frottement globulaire. Les traits du malade dénotent l'inquiétude et la souffrance; la couleur du visage est en général violacée; il ne digère avec peine que certains aliments; la constipation est opiniâtre, les selles dures, qui ne se présentent que tous les huit jours environ, sont grisâtres et indiquent assez par cette couleur que les fonctions du foie ne sont pas normales.

Traitement : Nous procédons avec beaucoup de ménagement par des frictions avec le drap mouillé renouvelées deux fois par jour. Comme le malade les supporte assez bien, nous lui faisons faire après chacune de ces opérations une ablution à 24°, suivie de frictions sèches. Au bout de quelques jours, on l'enveloppe dans les couvertures où il transpire pendant une heure, en ayant soin qu'il n'y soit pas trop serré et que les organes respiratoires jouent librement. Nous faisons suivre l'étuve sèche de lotions d'abord à 22°, puis insensiblement à 16° et à 12°. Pendant l'enveloppement, les articulations sont recouvertes de compresses humides. Quinze jours après le commencement de sa cure, la douleur du cœur et les exaspérations nocturnes, après avoir notablement diminué, reparaissent avec plus d'intensité que jamais. Nous laissons le malade dans un repos complet pendant quatre jours, au bout desquels le calme ayant reparu, nous employons de nouveau les mêmes moyens et l'eau à la température de 26°, en la ramenant progressivement et d'une manière insensible jusqu'à 12°. Cette fois les maillots sont repris avec vigueur, des sueurs abondantes et critiques inondent le lit et le plancher, et chaque jour le malade sent ses articulations plus libres ; les nuits sont calmes ; la ceinture mouillée qu'il porte continuellement maintient le ventre libre, l'appétit est excessif, et ce malade si souffreteux et pour lequel nous hésitions à entreprendre cette cure est tout à fait métamorphosé. Il ne marchait qu'avec l'aide d'une béquille, il la jette loin de lui. A partir de ce moment, le corps couvert de sueur, il se plonge dans la piscine à 6° 1/2 centigrades. Il reçoit une fois par jour la douche à colonne dans les parties voisines des articulations, et au bout de six semaines de traitement il retourne dans sa famille, enchanté du bien-être qu'il éprouve et bien décidé à continuer l'usage de l'eau froide pour consolider sa guérison. Nous avons ausculté le cœur au départ du malade; le bruit de soufflet n'existait plus; les battements avaient repris leur rhythme normal, la matité avait notablement diminué, et le pouls variait de 80 à 90. Il y a sept mois que ce malade a quitté l'établissement; son médecin traitant vient de nous écrire que cette grande amélioration s'est soutenue, et que, plein d'entrain et de gaîté, ce malade assure ne s'être jamais si bien porté.—Cette observation nous paraît doublement intéressante, surtout au point de vue de l'hésitation qu'on apporte à traiter les affections du cœur par l'eau froide, ensuite par la rapidité avec laquelle tous ces accidents si graves ont disparu. Nous pouvons affirmer que nous avons tremblé en entreprenant pour la première fois une cure semblable, et que les symptômes que nous avons relatés plus haut sont de la plus parfaite exactitude. L'expérience que nous avons pu acquérir depuis lors nous a fait voir que l'eau froide ne devait pas être un épouvantail pour toutes les affections du cœur; qu'il fallait établir une distinction de la plus haute importance entre la simple inflammation ou le rhumatisme du cœur et les lésions organiques de cet organe. La première nous paraît susceptible de guérison, les secondes ne le sont pas. Seulement, comme le diagnostic différentiel de ces deux états est quelquefois difficile à apprécier, il faut user, nous ne pouvons trop le répéter, de la plus grande réserve et apporter un examen sérieux toutes les fois qu'on aura affaire à un malade chez lequel le cœur ne sera pas dans un état normal.

Depuis cinq années que le malade a quitté Divonne, aucune récidive n'est venue troubler le bien-être dont il jouit encore aujourd'hui. On peut donc considérer la guérison comme certaine et radicale.

OBSERVATION ONZIÈME.

N° 11. — RHUMATISME MUSCULAIRE.

Age, 38 ans; sexe masculin; *siége :* Le *deltoïde* et le *grand pectoral* gauche sont le plus souvent affectés chez ce malade, mais le caractère principal de ce genre de rhumatisme étant l'*intermittence* et la *mobilité*, la douleur se fait tantôt sentir vers les gouttières lombaires et tantôt vers les membres inférieurs; son siége de prédilection est toutefois celui que nous avons primitivement indiqué. Dans ce dernier cas, les mouvements de l'épaule et du bras sont presque impossibles, tant la douleur qu'ils éveillent est aiguë. Le pouls est ordinairement plein, et dans le paroxysme des douleurs il devient dur et fréquent; ces dernières apparaissent avec une certaine intensité plutôt le jour que la nuit; cependant le décubitus étant très-pénible, le sommeil est à peu près nul, et une grande surexcitation nerveuse résulte de ce trouble dans la vie ordinairement régulière du malade. La peau est sèche, tantôt chaude, tantôt glacée; elle est presqu'entièrement couverte de flanelle.

L'invasion de cette affection date de plusieurs mois pendant lesquels les agents les plus énergiques de la thérapeutique ordinaire, tels que les exutoires, les émissions sanguines et les liniments excitants, ont été mis en usage sans obtenir la moindre rémission dans les douleurs.

Désespéré de toutes ces vaines tentatives, et craignant qu'une temporisation plus prolongée n'amenât de plus graves désordres, ce malade vint presque à regret et avec une certaine défiance demander à l'hydrothérapie une espérance déjà trompée tant de fois.

Ayant été atteint à l'âge de 25 ans d'une affection syphilitique légère, traitée alors avec le plus grand soin, il s'effrayait de ses douleurs rhumatismales, croyant reconnaître en elles les douleurs ostéocopes dont il avait entendu parler; et cette crainte lui semblait d'autant plus fondée que la médication révulsive dirigée contre l'affection présumée rhumatismale avait complètement échoué.

Ne pouvant de notre côté nous abuser sur la nature essentiellement rhumatismale de la maladie, aussitôt que nous apprenons du malade que ces premiers symptômes avaient paru deux jours après un refroidissement survenu à la suite d'une marche forcée, nous nous empressons de calmer ses terreurs en lui promettant une guérison prompte et radicale, garantie d'ailleurs par les succès constants de l'hydrothérapie en pareilles circonstances.

Traitement : Douche en pluie générale précédée de la sudation; douche en jet sur les parties douloureuses; application, dans l'intervalle des autres opérations, d'une serviette mouillée fortement tordue et recouverte d'une autre serviette sèche.

Après deux jours de ce traitement, l'étonnement et la joie du malade sont à leur comble quand, presque sans douleur, il peut faire exécuter au bras gauche quelques mouvements latéraux et porter la main sur sa tête.

Chaque jour l'amélioration augmente; le sommeil est calme et réparateur. Nous faisons enlever toutes les flanelles, et après dix jours de traitement, il peut, sans effort, se livrer comme les autres malades, aux différents exercices gymnastiques que nous dirigeons nous-même chaque jour.

Trois ans se sont écoulés, et pas de récidive.

OBSERVATION DOUZIÈME.

N° 12. — RHUMATISME MUSCULAIRE CHRONIQUE.

Age, 27 ans ; sexe masculin ; *siége :* ce malade, après avoir ressenti depuis cinq années des douleurs rhumatismales erratiques qui s'étaient fixées alternativement sur toutes les régions du corps, a éprouvé depuis six mois environ une douleur continue à la région cervicale et latérale droite : elle commençait à l'épaule et avait son maximum d'intensité vers la région pariétale ; elle était diffuse et s'exaspérait facilement à chaque mouvement de la tête. Sous l'influence du vent du Nord, cette douleur devenait moins aiguë et semblait même parfois s'apaiser ; mais aussitôt que les temps humides régnaient, elle prenait un caractère d'acuité qui désespérait le malade et lui rendait l'humeur triste et morose.

Il fut soumis au traitement hydrothérapique le 27 avril 1852.

Pendant les dix premiers jours du traitement, les douleurs semblent se ranimer et devenir plus intenses ; mais dès ce moment, et sous l'influence des *douches en jet* sur les parties souffrantes, elles s'apaisent bientôt d'une manière notable, et le dix juin le malade sort entièrement guéri.

OBSERVATION TREIZIÈME.

N° 13. — RHUMATISME MUSCULAIRE, LUMBAGO CHRONIQUE.

Age, 38 ans ; sexe masculin ; *siége :* au mois de février 1849, ce malade eut, pour la première fois de sa vie, un lumbago aigu qui le retint au lit pendant plus d'un mois. Des frictions excitantes d'abord, puis narcotiques, avaient échoué : de nombreux et larges vésicatoires eurent le même résultat ; cette douleur violente qui ne lui permettait pas même de faire un seul mouvement dans son lit fut enfin calmée ou plutôt suspendue par l'application locale de quelques gouttes de chloroforme. M. *** était dans le ravissement, il se croyait guéri ; mais sa déception fut grande lorsque, deux mois après, les mêmes douleurs reparurent avec une intensité nouvelle : le chloroforme, cette fois, n'eut qu'une action passagère. Devant la résistance que cette affection opposait à tous les moyens que la thérapeutique ordinaire conseille en pareil cas, on en vint à soupçonner une lésion de la moëlle épinière. Deux cautères furent appliqués sur les gouttières lombaires : cette puissante dérivation sembla, pendant quelques jours, faire oublier au malade ses douleurs premières. Le mal reparut, et on se décida à recourir aux eaux de Plombières qui amenèrent immédiatement un amendement remarquable dans la violence du rhumatisme; mais à peine le malade était-il de retour chez lui que son affection reprit une nouvelle intensité.

Au commencement de 1850, les violents paroxysmes avaient cessé, la douleur était devenue sourde, gravative et permanente. A cette époque un de ses amis, qui avait eu à se louer du traitement hydrothérapique, lui conseilla vivement d'essayer ce moyen; mais la répugnance de M.*** pour l'eau froide était telle qu'il eût mieux aimé, nous a-t-il avoué depuis, souffrir toute sa vie que d'avoir recours à une médication *aussi cruelle.*

Pendant dix-huit mois encore, on épuisa de nouveau toutes les ressources de la médication révulsive, sans être plus heureux que la première fois. Enfin, fatigué de cette lutte vaine et incessante, il voulut, dit-il, *risquer le tout pour le tout;* et il entra à l'établissement de Divonne le 15 mai 1852.

Il y rencontra le malade qui fait le sujet de l'observation précédente et qui déjà criait *victoire;* sa vue lui donna du courage, et il se soumit *héroïquement* à toutes nos prescriptions.

Traitement : Bains de siége à 6° 1/2 centigrades; douches en pluie générale précédées de la sudation; douches en jet dirigées sur les lombes.

Nous devons dire ici qu'après deux jours de ce traitement le malade riait de ses terreurs passées et ne comprenait pas qu'on pût avoir peur d'applications aussi simples et aussi naturelles. Au bout de quelques jours, après une légère exacerbation, ses douleurs étaient apaisées et ne reparaissaient que faiblement à de très-rares intervalles : il pouvait déjà, sans trop de peine, exécuter de longues promenades, jouissance dont il avait été privé depuis bientôt trois ans.

Le traitement dura deux mois, et le 15 juillet M. *** sortit entièrement guéri. Aujourd'hui, 20 décembre, nous apprenons qu'aucune récidive n'est venue diminuer la reconnaissance dont il est depuis animé pour l'eau froide.

OBSERVATION QUATORZIÈME.

N° 14. — RHUMATISME MUSCULAIRE.

Age, 27 ans; sexe masculin; *siége :* M. *** a éprouvé tout à coup, dans la nuit du 26 au 27 février 1852, une douleur violente sur toute la face dorsale du pied gauche, s'irradiant jusque dans l'épaisseur du mollet sur le trajet du muscle soléaire. Il l'attribue à un refroidissement, la jambe gauche s'étant trouvée découverte pendant son sommeil, le corps étant dans une moiteur générale. L'appartement dans lequel couchait ce malade était humide et froid : en se réveillant le matin, il trouva sa jambe glacée et une douleur aiguë qu'exaspérait le moindre mouvement. Le lendemain le rhumatisme quitta la jambe et se porta subitement vers les lombes : de là, il se fit ressentir au poignet, dans tout l'avant-bras, et, après avoir alternativement parcouru ces différents points, il se fixa désormais à la région d'où il était parti et devint continu, sans empêcher toutefois la marche, la douleur étant plus violente la nuit que le jour.

Même traitement.

Durée, cinq semaines. — *Guérison.*

OBSERVATION QUINZIÈME.

N° 15. — LUMBAGO CHRONIQUE.

Age, 29 ans; sexe féminin; *siége :* cette affection, dont l'invasion remonte à plusieurs années, occupe exclusivement la région lombaire, et n'offre rien de particulier quant à la violence et à la mobilité de la douleur. Son siége de prédilection est toujours le même, et la malade dont la santé générale n'est nullement altérée se décide à se débarrasser d'une douleur qui lui occasionne plus de gêne que de crainte.

Même traitement.

Durée, un mois. — *Guérison.*

OBSERVATION SEIZIÈME.

N° 16. — RHUMATISME GOUTTEUX CHRONIQUE.

Age, 38 ans; sexe masculin; *siége :* depuis quelques années, le médecin qui donnait ses soins à ce malade avait cru reconnaître des symptômes de tuberculisation auxquels succéda, à ce qu'il paraît, une irritation très-opiniâtre du colon avec sécrétion muqueuse exagérée. Plus tard se manifestèrent des douleurs avec tuméfaction des orteils, des genoux, puis en même temps une irritation de la vessie avec expulsion, par les urines, d'une matière pulvérulente blanche. Il se joignit à ces symptômes une constipation opiniâtre et une céphalalgie violente et presque continuelle qui empêchait le malade de se livrer à aucun travail sérieux. Cette maladie, d'une forme insidieuse et qui avait souvent dérouté le diagnostic médical par les régions différentes qu'elle envahissait, avait résisté à toutes les médications les plus variées et les plus énergiques. Consulté par le malade, nous l'engageons à tenter la cure hydrothérapique.

Etat du malade à son entrée : Constitution lymphatique; tempérament nerveux; moral découragé; peu de forces et pas d'entrain ; la peau est sèche, froide et rugueuse, surtout vis-à-vis les parties où l'affection rhumatismale s'est fixée; céphalalgie continuelle; constipation; les douleurs ont désormais choisi pour lieu d'élection les articulations des doigts, les mains, les poignets, les avant-bras, l'épaule droite et les deux genoux; toutes ces régions sont tuméfiées; le malade y éprouve de la fatigue et des angoisses, mais la pression n'y éveille que peu de douleur; les mouvements seuls ne peuvent se faire sans gêne et sans raideur. Le rhumatisme dont nous parlons, malgré son invasion ancienne, n'a pas perdu son caractère primitif de mobilité; il est à remarquer seulement que, lorsqu'il change de forme et de siége, il y persiste en général avec opiniâtreté. Depuis plusieurs mois, sans éprouver de douleur réelle sur le trajet du larynx et des bronches, la voix de ce malade devient subitement enrouée, sans qu'on puisse y rattacher aucune cause. L'irritation de la vessie qui existe toujours paraît avoir quelque relation avec l'affection rhumatismale ; ainsi, lorsque les douleurs s'amendent, l'angoisse apparaît plus grande à la région vésicale et les urines déposent alors un sédiment abondant, tantôt blanc et muqueux, tantôt formé de petits cristaux, tantôt de granulations rouges. Pendant la nuit et surtout le matin, le malade a de fréquentes envies d'uriner qui le fatiguent beaucoup, car la sollicitation a lieu le plus souvent sans motif. Le pouls, sans doute en raison du tempérament lymphatique du malade, présente un phénomène important à noter : c'est que dans son état habituel il ne donne que quarante pulsations à la minute, et que jamais dans le moment du paroxysme il n'a dépassé soixante.

Traitement : Frictions avec le drap mouillé, bains de siége à 16°, lavements froids.

Au bout de quelques jours, la peau qui paraissait ne pas vouloir facilement réactionner devient rouge à chaque opération ; la céphalalgie disparaît presqu'entièrement, ainsi que la constipation et l'irritation vésicale.

Après un mois de traitement, nous commençons les *sudations*, suivies d'*ablutions générales* froides et plus tard de *grands bains ;* dans le milieu du jour, une douche à colonne.

Depuis quelques jours et probablement sous l'influence du traitement, la douleur rhumatismale s'est portée pour la première fois à la hanche gauche et à l'épaule droite.

26 *avril.* — La céphalalgie qui avait totalement cessé reparaît; les urines sont très-claires; elles ne présentent aucun sédiment; l'enrouement est combattu par l'application de la cravate mouillée.

1er *mai.* — Même traitement. La vessie est dans un état normal; la tuméfaction des phalanges et des poignets a notablement diminué; la douleur de la hanche, qui est d'une date récente, est excitée seulement lorsque le malade veut placer sa jambe gauche sur la droite; l'épaule droite et les genoux sont toujours le siége d'une sensation continuelle de froid. Des compresses excitantes y sont appliquées sans aucun résultat : la douche en jet portée directement sur ces parties ne provoque aucune réaction : nous employons la flagellation avec des orties pendant plusieurs jours de suite sans que la sensation de froid soit modifiée.

11 *mai.* — Les douches sont supprimées, elles fatiguent le malade; *sudation le matin* suivie de la *piscine; bains de siége* à eau courante, à midi, et *maillot humide* le soir.

Cette dernière opération a pour but de neutraliser les effets excitants obtenus par le traitement qui précède.

La douleur de l'épaule a disparu ; la hanche seule ne peut se mouvoir sans raideur ; le sommeil du malade n'est plus troublé par les envies fréquentes d'uriner.

13 *mai*. — Tout-à-coup le malade éprouve de nouveau une sensation pénible dans le ventre et la vessie, une gêne plus grande dans le mouvement de la hanche gauche, et un point pleurodynique entre les deux omoplates.

14 *mai*. — La céphalalgie elle-même a reparu, mais elle peut être attribuée à un coryza qui s'est jeté à la traverse.

Ce malade est arrivé au moment critique que nous avons si souvent observé et qui ne manque presque jamais dans le traitement hydrothérapique : on le caractérise habituellement par le nom de *fièvre de réaction*. Cet état fébrile sans altération du pouls dure une semaine environ. Le traitement qui avait été modéré pendant cette période est repris avec une nouvelle énergie. Le coryza a disparu ainsi que la céphalalgie ; la hanche gauche est moins raide ; le point pleurodynique seul persiste encore quelques jours.

Les mêmes applications d'eau froide continuent jusqu'au 15 juin, époque à laquelle le malade est obligé de quitter Divonne.

Nous avons eu occasion de le voir quelques mois après ; nous nous sommes malheureusement assuré que le rhumatisme goutteux était à peu près dans le même état, et que le traitement hydrothérapique n'avait fait gagner au malade que la disparition de sa céphalalgie, de sa constipation et de son irritation vésicale. C'est sans doute quelque chose, mais le but n'était nullement atteint, puisque le malade se préoccupait beaucoup plus de son rhumatisme goutteux que des autres affections concomitantes.

Durée, trois mois. *Insuccès.*

OBSERVATION DIX-SEPTIÈME.

N° 17. — GOUTTE CHRONIQUE.

Age, 37 ans; sexe masculin; *siége*: douleur aiguë, apparaissant irrégulièrement depuis plusieurs années au gros orteil du pied gauche, avec légère tuméfaction pendant le paroxisme. Les accès durent ordinairement de 20 à 30 jours, et les intervalles qu'ils laissent entre eux n'ont jamais été moindres de trois mois. La goutte est héréditaire dans la famille du malade, et ses premières atteintes ne se firent sentir qu'à l'époque où il fut obligé de passer des journées entières, les pieds dans les terrains humides et fangeux.

Constitution lymphatique; tempérament nerveux; intégrité parfaite de tous les viscères, et en particulier du cœur. Ce malade a eu quelquefois des vertiges et à plusieurs reprises une névralgie sus-orbitaire; ces symptômes peuvent être considérés comme purement diathésiques.

Le malade s'est soumis au traitement plutôt dans l'intention de prévenir les accès que de les calmer; car depuis quelques mois ils n'ont pas reparu. Pendant toute la durée de ce traitement aucune exacerbation ne s'est manifestée, et je crois être autorisé à le classer parmi les guérisons, puisque l'intervalle de bien-être qui vient de s'écouler a été beaucoup plus long que le précédent.

OBSERVATION DIX-HUITIÈME.

N° 18. — GOUTTE CHRONIQUE.

Age, 42 ans; sexe masculin; *siége :* l'origine de cette maladie remonte à sept ans et reconnaît pour cause une hérédité évidente : elle est caractérisée par une douleur circonscrite qui n'a jamais dépassé le gros orteil du pied gauche; les accès sont périodiques, avec rougeur, tuméfaction et douleur violente pendant leur durée. Malgré toute la répugnance que ce malade avait pour l'eau froide et les craintes ridicules qu'on lui avait inspirées à cet endroit, en lui disant que dans le traitement des affections goutteuses par l'eau froide il y avait toujours une métastase et qu'elle était invariablement mortelle, malgré cette répugnance, disons-nous, vaincu par la douleur et ne trouvant nulle part un soulagement, il se décida à se rendre à Divonne.

Constitution lymphatique; tempérament sanguin.

Au moment de son entrée, le malade ressent déjà les douleurs préliminaires de l'accès; le gros orteil est très-douloureux, il y a rougeur et tuméfaction avec élancements beaucoup plus violents le soir et surtout avec la chaleur du lit. Le pouls est plein, dur et fréquent; constipation seulement pendant l'accès. Depuis trois jours déjà la marche est très-pénible, et la chaussure ne peut être supportée.

Traitement. Nous débutons par *trois maillots humides* successifs, suivis de la *friction avec un grand drap mouillé* et peu tordu, afin de soustraire par une réfrigération graduelle tout le calorique en excès. Position horizontale; *compresses froides et calmantes* sur le gros orteil et renouvelées toutes les dix minutes; *lavements froids*; *maillot humide* le soir.

La nuit est bonne, le malade a parfaitement dormi, le pouls est à peu près normal, et la douleur de l'orteil ne s'éveille que pendant le mouvement. Nous continuons ce traitement pendant deux jours.

Le malade qui, malgré ses craintes, avait mis en nous toute sa confiance est émerveillé de ce premier résultat.

Nous commençons alors la *sudation* suivie de la *douche en pluie générale* qui est très-bien supportée.

Huit jours après le commencement de la cure la chaussure peut être mise impunément; il n'existe aucune douleur; les mouvements sont libres et M. *** peut faire à pied de très-longues promenades.

Il reste deux mois à Divonne dans un état très-satisfaisant, et tout fait espérer que cet état de bien-être ne se démentira pas.

OBSERVATION DIX-NEUVIÈME.

N° 19. — RHUMATISME GOUTTEUX.

Age, 65 ans; sexe féminin; *siége :* douleurs fixes, existant depuis plusieurs années aux articulations des pieds et des mains, et s'étendant quelquefois jusqu'à celles des vertèbres lombaires. Cette malade, d'un esprit timoré, venue à Divonne presque à regret, ne peut se décider à continuer le traitement qui n'a commencé que depuis six jours; il n'avait jusque alors consisté que dans quelques frictions avec le drap mouillé et des bains de siége.

Nous avons perdu de vue cette malade, et nous ne la signalons ici que par mesure d'ordre et de régularité.

Durée, six jours. *Insuccès*.

OBSERVATION VINGTIÈME.

N° 20. — ARTHRITE RHUMATISMALE SUBAIGUË.

Age, 22 ans ; sexe féminin ; *siége :* Mme *** a été atteinte au mois de février dernier d'un rhumatisme articulaire aigu, d'une extrême violence. Il débuta par les genoux, se porta successivement aux hanches, aux épaules, aux bras, aux mains et aux pieds, et retint la malade au lit pendant plus de deux mois. Elle fut soumise à la médication antiphlogistique la plus complète : la diète, les émissions sanguines coup sur coup, le tartre stibié et le nitrate de potasse à hautes doses; tous ces moyens échouèrent, et deux mois après l'invasion la maladie était à peu près comme au premier jour : les douleurs n'étaient nullement amoindries, elles étaient compliquées d'une excessive faiblesse. La malade vint, *motu proprio*, se confier à nos soins.

L'affection était grave, nous aurions de beaucoup préféré qu'elle fût aussi aiguë que le premier jour, ou qu'elle eût acquis le caractère franchement chronique, la guérison eût été plus prompte dans le premier cas et plus certaine dans le second.

Les urines étaient continuellement bourbeuses et fortement odorantes; le pouls était petit, faible et fréquent; anorexie; selles régulières.

Traitement : Double maillot humide matin et soir, suivi de l'ablution froide; quelques jours plus tard, douche en pluie générale précédée de la sudation, et douche en jet sur les parties affectées.

Les douleurs reviennent d'abord plus aiguës, puis sous l'influence de ce traitement, elles diminuent sensiblement chaque jour, puis cessent complètement.

Il est à regretter, nous le répétons, que cette malade n'ait pas été, dès le début, soumise au maillot humide; tous les accidents fébriles auraient disparu et l'affection aurait pu avorter. Dans ce cas là le traitement n'aurait duré que quelques jours, tandis que, conservant encore une forme subaiguë, la grande débilité causée par la diète et les émissions sanguines a, par le défaut de réaction, porté les limites du traitement jusqu'à celles des maladies chroniques ordinaires.

OBSERVATION VINGT-UNIÈME.

N° 21. — ANÉMIE PENDANT LA CONVALESCENCE D'UNE ARTHRITE RHUMATISMALE.

Age, 25 ans ; sexe masculin. M. *** a été atteint au mois de novembre 1851 d'un rhumatisme aigu qui, après avoir envahi successivement toutes les articulations, se compliqua d'une endocardite. De nombreuses émissions sanguines furent pratiquées ; le malade fut soumis pendant longtemps à une diète sévère, et lorsque la convalescence commença, il était pâle, exsangue et offrait en un mot tous les signes d'une anémie complète.

Deux mois plus tard, l'amaigrissement était toujours le même ; le moindre mouvement provoquait des palpitations très-fatigantes ; l'appétit était nul, les digestions lentes, et quelques douleurs erratiques se manifestaient encore dans les articulations primitivement malades. La médication tonique et reconstitutive fut employée sans obtenir d'amélioration notable.

Ayant été consulté à cet égard, nous conseillons le traitement hydrothérapique qui commence par des frictions avec le drap mouillé faites le matin et le soir.

La réaction, nulle d'abord, devient satisfaisante. Nous prescrivons à ce moment les *douches en pluie générale* qui sont prises avec plaisir, car le malade sent à mesure ses forces se développer : l'appétit est plus vif, l'embonpoint reparaît, et la peau prend une coloration plus naturelle.

Après six semaines de traitement, la santé paraît désormais rétablie. Aucune récidive depuis trois ans.

OBSERVATION VINGT-DEUXIÈME.

N° 22. — RHUMATISME GOUTTEUX.

Age, 65 ans; sexe masculin; *siége* : la douleur est principalement fixée au talon et à l'orteil du pied droit, avec tuméfaction et mollesse des téguments.

Traitement : douche en pluie générale, précédée de la *sudation*, et *douche en jet*.

Six semaines de traitement suffisent pour faire disparaître le gonflement local et dissiper toute douleur. Cette affection, tout à fait chronique, ne présentait aucune gravité, et la guérison ne s'est pas fait attendre.

Durée, six semaines. *Guérison*.

N° 23. — RHUMATISME CHRONIQUE. —Traitement de trois semaines. — Guérison incomplète par indocilité.

N° 24. — RHUMATISME GOUTTEUX, CONCRÉTIONS, TOPHACÉES. — NODOSITÉS. — Traitement de cinq semaines.—Guérison incomplète par trop court séjour.

N° 25. — LUMBAGO CHRONIQUE ET FORT ANCIEN. — Traitement de huit semaines. — Même état, non succès.

N° 26. — GOUTTE PODAGRE. — Traitement de six semaines. — Guérison avec nécessité d'une 2me cure.

IIe SÉRIE.

Névralgies.

OBSERVATION VINGT-TROISIÈME.

N° 27. — NÉVRALGIE SCIATIQUE.

M. ***, âgé de 44 ans, tempérament nervoso-sanguin, constitution robuste, entré à l'établissement le 6 mai 1850, est atteint depuis six semaines d'une névralgie sciatique du côté gauche, survenue à la suite d'un lumbago chronique.

Etat du malade : Les foyers de douleurs où se manifestent au plus haut degré tous les signes de cette névralgie sont le point fessier au sommet de l'échancrure sciatique, le fémoral moyen, le péronéo-tibial et le dorsal du pied; on distingue en outre les douleurs provoquées et les douleurs spontanées. Les douleurs provoquées par la pression ressemblent à celles causées par une contusion et sont quelquefois si intenses qu'on peut à peine toucher la peau. Quelquefois la pression, outre cette douleur, occasionne des élancements qui s'irradient plus ou moins loin. Dans les intervalles des points sensibles, la pression est douloureuse, mais généralement à un moindre degré. Les mouvements et surtout la marche déterminent une douleur semblable et dans les mêmes points. C'est surtout lorsque le pied se pose à terre, et que la jambe soutient le poids du corps, que cette douleur acquiert son plus haut degré de violence. Le décubitus sur le côté malade produit des effets semblables. Les douleurs spontanées consistent dans une sensation pénible, sourde, contusive et continue, occupant principalement les foyers de douleur, en élancements qui partent de ces points pour aller retentir dans une étendue variable du trajet du nerf, en sensations diverses dont les principales sont un sentiment de froid, enfin en crampes et secousses plus ou moins violentes. Pendant les six semaines qui ont précédé son entrée, ce malade, négligeant sa maladie pour s'occuper de ses affaires, n'eut pour toute médication que deux vésicatoires volants appliqués sur le trajet du nerf et qui n'amenèrent aucun soulagement.

Le lumbago, qui depuis 15 ans reparaissait souvent sous l'influence de fréquents voyages et de refroidissements, avait précédé l'apparition de cette névralgie, puis avait complètement disparu.

Traitement : Le 7 mai, deux étudcs sèches dans la journée, sudation d'une heure, bain partiel à 15°.

Le 8, même traitement, grand bain à 12°.

Du 9 au 14, même traitement, grande piscine à 6° centigrades. Chaque jour, sous l'influence des sudations, les douleurs s'exaspèrent au point d'empêcher la station verticale. Ayant remarqué que l'exercice ordonné après chaque opération réveillait une douleur plus vive, nous prescrivons le repos absolu dans le lit. Une selle naturelle chaque jour.

Jusqu'au 17, même traitement. Les nuits sont agitées.

Le 18, étuve humide ; le calme reparaît, mais dans la journée les douleurs sont plus aiguës.

Du 19 au 22, étuve sèche ; sueurs infectes et

très-abondantes; urine sédimenteuse; constipation. Nous faisons boire un peu plus d'eau au malade ; des selles assez naturelles ont lieu chaque jour. Les douleurs persistent encore avec une violence extraordinaire. Nous prescrivons une douche à colonne. Le mieux est sensible.

Le 20, une seconde douche rappelle toutes les douleurs plus vives que jamais. Suspension complète du traitement du 23 mai au 6 juin.

Comme notre système n'a jamais été exclusif, et quoi qu'en disent nos confrères en hydrothérapie, nous croyons, comme nous l'avons dit ailleurs déjà, que, quels que soient les moyens rationnels qu'on emploie pour rétablir l'équilibre détruit, du moment que ces moyens ont une puissance d'action analogue, quoique à différents degrés, ils peuvent servir en s'aidant mutuellement à obtenir le résultat désiré. C'est pourquoi, en vue de l'opiniâtreté de ces souffrances et encouragé par les expériences de MM. Serres, Flourens et Lonjet, nous essayons l'application de quelques gouttes de chloroforme sur les foyers de douleurs. Au moment même de cette application, le calme semble reparaître, mais ne dure que quelques instants. Nous persistons tous les soirs dans l'emploi de ce moyen pour donner un peu de sommeil au malade ; mais les nuits sont toujours agitées. Nous lui administrons, en outre, la térébenthine selon la méthode ordinaire, et nous devons avouer que, malgré l'emploi de tous ces moyens, nous n'obtenons aucune amélioration dans son état.

Le 6, nous reprenons la douche à colonne, en la dirigeant principalement sur les lombes ; douleurs vives, nuit un peu tourmentée. Le 7, à 5 heures du matin, le malade déclare n'avoir jamais été si bien et ne ressent aucune douleur. Nous voulons le faire lever, mais le lumbago se fait sentir aussi aigu que dans les premiers temps. Comme cette douleur n'est perçue que dans la station verticale, nous faisons garder le lit au malade pendant toute la journée du 8, et nous ne lui ordonnons aucune opération pour le laisser jouir paisiblement du seul moment de bien-être et de calme qu'il ait éprouvé depuis longtemps.

Le 9, dès le matin, les douleurs de la jambe reparaissent ; douche à colonne dans toute sa force dirigée principalement sur les lombes. Exaspération de la névralgie pendant toute la journée ; selles liquides, fièvre, langue saburrale, nuit très-agitée. Nous avons omis de dire que depuis le commencement du traitement l'appétit était déjà presque nul.

Après avoir mûrement réfléchi sur la conduite

que nous devons tenir vis-à-vis de cette persistance des douleurs, nous demeurons convaincu que, si le lumbago, première cause de la maladie, pouvait être rappelé et traité d'une manière directe, nous triompherions de la névralgie sciatique. Nous nous appliquons donc à le réveiller et à le ramener à l'état aigu.

Le 10, à 5 heures du matin, pas de douleur dans la jambe; le lumbago persiste, douche à colonne comme la veille; moins de douleur que le jour précédent. La nuit est meilleure.

Le 11, à 5 heures du matin, aucune douleur; le malade se lève et marche sans appui pendant deux heures. Deux douches à colonne dans la journée. Repos au lit.

Le 12, même traitement, amélioration rapide; il reste seulement un peu de roideur sur la face dorsale du pied; le lumbago a disparu, les selles diarrhéïques continuent, les urines sont moins chargées.

Le 13, deux douches et grande piscine que le malade supporte parfaitement; pour la première fois, il peut nager dans le grand bain.

Du 14 au 21, quatre piscines par jour sans sudations préalables; le malade peut faire de longues courses à pied, et il quitte l'établissement dans un tel état de bien-être qu'il ne sait comment nous témoigner sa reconnaissance.

Quoiqu'il nous arrive souvent dans certains cas d'adjoindre l'allopathie à l'hydrothérapie, nous ne pouvons nous dissimuler ici que les moyens spécifiques employés pour guérir la névralgie sciatique n'ont eu aucun résultat; dans le cas particulier dont il s'agit, l'étuve sèche, en exaspérant les douleurs, n'a pas agi comme elle le fait ordinairement. Cependant on verra dans l'observation suivante que, par son seul emploi, nous nous sommes rendu maître en quelques jours d'une affection semblable et d'un caractère aussi aigu. Chez le malade qui fait le sujet de l'observation qu'on vient de lire, la douche à colonne a fait merveille; seulement nous regrettons, quand le malade se trouvait si bien, de n'avoir pas, le 7 juin, ordonné une nouvelle douche, au lieu de le laisser jouir d'un calme trompeur et momentané.

Nous avons reçu fréquemment non-seulement des nouvelles, mais encore des visites de ce malade. L'amélioration s'est maintenue, mais nous croyons cependant que s'il fait une seconde cure au printemps, on préviendra pour toujours le retour de son lumbago et de sa névralgie sciatique.

Aucune récidive depuis cinq ans.

OBSERVATION VINGT-QUATRIÈME.

N° 28. — NÉVRALGIE SCIATIQUE.

M. ***, âgé de 65 ans, tempérament nervoso-sanguin, caractère vif et impressionnable, habitué aux exercices de la chasse qu'il aime passionnément, contracta pendant l'année 1849 une névralgie sciatique très-aiguë, après une chasse au marais qui avait duré toute une journée. Ce malade, très-irritable, souffrant plus que tout autre de la moindre douleur, était dans un état difficile à décrire quand il nous fit appeler. Comme notre établissement n'était pas encore ouvert, notre première pensée fut de chercher à le calmer à tout prix, et nous songeâmes à appliquer un moyen tout récemment mis en usage dans un cas analogue, nous voulons parler du chloroforme. Les points douloureux étaient le point iliaque ou supérieur vers le milieu de la tête de l'os des iles, le fémoral moyen, le poplité et le malléolaire. Le pouls était nerveux et donnait 100 pulsations par minute. Nous répandons sur de la ouate de coton une douzaine de gouttes de chloroforme que nous appliquons sur chaque point douloureux et que nous maintenons par un bandage. Le sentiment de brûlure qui accompagne toujours cette application se fait sentir à un très-haut degré. Nous laissons ainsi le malade jusqu'au lendemain matin, 5 juin 1849. Le 6, nous revenons le visiter. La nuit avait été très-mauvaise ; les douleurs, qui avaient semblé céder un instant, existaient toujours avec la même intensité. Le moindre mouvement mettait le malade à la torture. Il n'osait plus faire d'inspiration. Nous enlevons l'appareil. La rubéfaction que produit le chloroforme était manifestement établie. Pensant qu'une seconde application serait plus efficace, nous répandons de nouveau quelques gouttes de cet agent sur l'appareil remis en place. Le 7, même état, sans aucun amendement des douleurs. Nous pouvions, en nous appuyant sur l'autorité des noms déjà cités, employer le chloroforme dans cette circonstance, et cependant son action avait été plus nulle encore que dans l'observation précédente.

Nous venons de lire la note communiquée à l'Académie des sciences par M. Aran, médecin du bureau central des hôpitaux, sur l'anesthésie locale (1) ; les conclusions favorables de son travail sur l'action de l'éther chlorhydrique chloré, moins volatil et d'un degré de fixité plus grand que le chloroforme et l'éther, nous détermineront

(1) *Note sur la médication anesthésique locale*, par M. le Dr Aran, journal l'*Union médicale*, 24 décembre 1850, page 621.

à l'employer de préférence aux autres agents anesthésiques, dans les cas nombreux où ces derniers sont souvent si dangereux et si infidèles.

Le malade dans son impatience voulait partir pour les eaux d'Aix. Nous lui faisons comprendre que, sans le faire sortir de chez lui, nous pouvons le traiter et le soulager d'une manière plus certaine encore et en évitant les frais qu'occasionnerait un si grand déplacement. Il accepte : séance tenante, nous le faisons porter sur un lit, où préalablement nous avions fait étendre deux larges couvertures de laine. Après qu'il est emmaillotté, nous faisons apporter près de son lit une grande baignoire remplie d'eau froide à 15°. Au bout de deux heures, la sudation est complète. On le dépouille de ses couvertures et on le fait plonger dans le bain où il reste environ deux minutes. Nous avions été obligé de l'y faire porter, et il en put sortir seul et s'appuyer contre son lit pour recevoir la friction. Ce premier maillot lui avait rendu le calme. Il souffrait toujours, mais la douleur était plus supportable. Le lendemain, après la même opération, l'amélioration est encore plus grande. Pendant huit jours consécutifs, l'étuve sèche fut continuée, et la température de l'eau graduellement abaissée jusqu'à 8° centigrades. A dater de ce moment, le sommeil était revenu. Il n'y avait presque plus de douleurs, et le malade, à l'aide d'une simple canne, put traverser seul le village de Divonne et venir chaque jour prendre une douche à colonne dans l'établissement provisoire que nous avions alors créé. Dix jours plus tard, le malade était entièrement guéri, et depuis 18 mois que ce traitement a eu lieu il n'a été menacé d'aucune récidive.

En comparant cette observation avec la précédente, on verra que, deux affections semblables étant données, les mêmes moyens employés pour les guérir n'agissent pas toujours de la même manière. Chez le premier de ces malades, l'étuve sèche exaspérait au plus haut point les douleurs, et chez le second, la première sudation les a presque dissipées.

OBSERVATION VINGT-CINQUIÈME.

N° 29. — NÉVRALGIE CUBITALE ET POPLITÉE.

M. ***, âgé de 40 ans, tempérament bilioso-sanguin, visage coloré, carnation magnifique, fut atteint en 1846 d'une pleurésie aiguë qui ne laissa d'autres traces qu'une grande facilité à contracter des catarrhes. Aussi, depuis cette époque, ce malade s'est-il couvert le corps de flanelle, sans que pour cela ces accidents aient été moins fréquents.

M. ***, mène une vie très-active; ses affaires commerciales l'ayant éloigné de sa famille au mois de janvier 1850, il y revint au bout de six semaines environ avec une légère teinte ictérique, de l'inappétence, de l'inquiétude, un embarras gastrique. La langue était saburrale. Le médecin qu'il consulta lui fit administrer un vomitif et un purgatif. Les symptômes principaux disparurent pour faire place aussitôt à une douleur très-vive et presque permanente dans le trajet du nerf cubital. Le siége principal de cette douleur se trouvait dans l'espace compris entre le condyle interne de l'humérus et l'olécrane; elle existait simultanément aux deux bras, puis aux deux régions poplitées. Elle s'irradiait momentanément, il est vrai, dans tout le trajet de ces nerfs; mais elle était fixe dans les points que je viens d'indiquer.

Du 1er au 20 mars, ces douleurs devinrent intolérables et résistèrent à la médication exclusivement allopathique qui fut employée à cet effet. Les nuits étaient très-mauvaises, le moral était sombre, inquiet; non-seulement la douleur empêchait le malade de reposer, mais il était toute la nuit agité par la fièvre. Les urines étaient briquetées, la face avait pris une teinte encore plus ictérique, la constipation était permanente, et la faim était tellement diminuée qu'à peine prenait-il deux légers potages dans la journée. Tel était l'état de ce malade à son entrée à l'établissement le 20 mars.

Le 21, étuve sèche, grand bain d'une demi-minute à 8°, ceinture mouillée, trois verres d'eau; le soir, friction générale avec le drap mouillé; l'appétit est meilleur, et pas de douleurs dans la journée. Nous avons omis de mentionner que depuis quelque temps il y avait toutes les nuits, à une heure du matin, exaspération notable des douleurs avec forme intermittente. La nuit qui suit la première journée, elles se réveillent à l'heure ordinaire moins aiguës et plus vagues; urines plus claires.

Le 22, même traitement; application sur les points douloureux de compresses mouillées pendant le maillot, quatre verres d'eau; pas de douleurs dans le jour, la nuit un peu agitée.

Le 23, même traitement; bain partiel à 10° et frictions le soir, six verres d'eau, émission considérable d'urine, diarrhée légère, appétit dévorant, la face a repris son teint rosé ordinaire. Pas de douleurs. La nuit est calme. Le malade est gai et dispos.

Le 24, même traitement; nuit excellente, selle molle, non diarrhéïque; six verres d'eau.

Le 26, fièvre de réaction; exacerbation des douleurs. Transpiration âcre et fétide.

Jusqu'au 31, même état. Etuve humide comme moyen sédatif. Suspension du traitement pendant deux jours.

Le 4 avril, nous suspendons l'étuve sèche et nous faisons pratiquer des ablutions matin et soir; douche à colonne de cinq minutes sur le trajet même des nerfs malades. Constipation légère.

Jusqu'au 8, même traitement; douche en pluie ascendante; deux selles par jour.

Le 9, deux douches à colonne; diminution des douleurs.

Le 10, les douleurs sont à peu près nulles pendant le jour; un peu d'angoisse la nuit; appétit, gaîté.

Du 10 au 17, deux grandes douches par jour, ablutions matin et soir; les douleurs ont totalement disparu, et le malade sort le 17 avril, enchanté du résultat obtenu et dans un état de santé général très-satisfaisant.

Il est à remarquer que ce malade, si disposé à contracter des catarrhes, a déjà passé un hiver très-rigoureux et très-humide sans qu'aucun accident de ce genre soit venu lui rappeler qu'il ne portait plus de flanelle.

Pendant le cours du traitement, nous faisons perdre cette habitude funeste de la flanelle, qui, en privant la peau de l'influence tonique de l'air, et en provoquant sans cesse de la moiteur dans les régions qu'elle semble protéger, dispose bien plus au refroidissement sous l'influence des variations atmosphériques que si ces parties importantes étaient au contraire aguerries au contact de l'air.

Nous ne conseillerions cependant pas aux personnes habituées à porter de la flanelle, et qui pourraient se décider à partager nos convictions, de l'abandonner tout-à-coup; il faut que la transition soit insensible. Tout ce que nous pouvons affirmer en nous appuyant sur autre chose que le raisonnement, c'est que tous les malades soumis au traitement hydrothérapique n'ont eu qu'à se féliciter d'avoir suivi ce conseil, et celui qui fait le sujet de cette observation en est un nouvel exemple.

OBSERVATION VINGT-SIXIÈME.

N° 30. — NÉVRALGIE ANCIENNE ET REBELLE. — NÉVROPATHIE.

Age, 43 ans; sexe féminin; *siége* : cette névralgie dont les premières atteintes se firent sentir, il y a environ dix-huit années, a pris pour lieu d'élection le *point pariétal* aux environs de la bosse pariétale vers laquelle les élancements montent en suivant le nerf occipital et quelques-uns des rameaux de la branche mastoïdienne. Ce point, dont l'étendue n'excède pas un ou deux centimètres, est seul sensible à la pression. Les élancements dont nous avons parlé s'irradient au loin, se propagent quelquefois par les divisions du nerf frontal aux autres nerfs de la face et se portent aussi en sens inverse vers la partie postérieure du cou et sur l'épaule; d'autres fois ces élancements, que la malade appelle des *éclairs de douleur*, semblent traverser le corps entier en se faisant sentir aux extrémités inférieures comme de véritables secousses électriques.

Cette névralgie apparaît dans toute son acuité par accès fréquemment répétés, et ces derniers se manifestent à la suite du moindre refroidissement ou d'un bruit inattendu; mais la douleur est continue et gravative; les élancements seuls sont intermittents.

M. le professeur Bérard aîné avait signalé cette névralgie en en faisant une variété du tic douloureux; mais elle n'a été convenablement décrite pour la première fois que dans les travaux récents de M. Valleix.

Il nous serait difficile de déterminer la cause essentielle de la maladie; la malade, à cet égard, ne peut nous fournir elle-même que des données fort incertaines : ce que nous avons appris, c'est qu'à l'âge de 23 ans, elle fit une fausse couche après laquelle les époques prirent pendant longtemps les apparences d'une ménorrhagie, sans toutefois cesser d'être régulières; qu'elle a fait un usage abusif de thé, et que de violentes secousses morales ont ébranlé sa constitution. La névralgie s'étant développée sous l'influence de ces différentes causes, la malade suivit un régime débilitant et trouva, dans l'abus des boissons chaudes excitantes, le moyen de calmer passagèrement ses douleurs.

Toutes les médications les plus variées ne modifièrent nullement cet état; le régime qu'elle suivait et l'abus du thé, en exaltant l'élément nerveux, pouvaient peut-être neutraliser à cette époque l'efficacité des secours de l'art.

Enfin, lorsqu'elle se décida en dernier ressort à entreprendre la cure hydrothérapique, elle présentait l'état suivant :

Constitution usée par de longues souffrances, pâleur caractéristique, pouls petit et concentré, peau sèche et rugueuse; menstruation régulière mais toujours trop abondante; sensation continuelle de froid. Cette sensation oblige la malade à se tenir constamment dans une chambre hermétiquement fermée et bien chauffée; ses vêtements habituellement épais sont recouverts d'un manteau ouaté; sa tête est chargée de mouchoirs et de flanelle. L'appétit est à peu près nul; les fonctions digestives, en général, paresseuses et très-irrégulières.

Depuis quelque temps, Mme *** est sujette à des accès nerveux d'un nouveau genre, avec tremblements, spasmes, vomissements muqueux escortés des symptômes hystériques. La névralgie est, comme nous l'avons dit, continuelle et les élancements plus fréquents. Sa nourriture se compose toujours presque exclusivement de thé qui lui donne quelque soulagement; mais il est facile de voir qu'elle tourne dans un cercle vicieux et que cette boisson, qui lui fournit un bien-être très-passager, ravive sans cesse la surexcitation générale. Aussi son impressionnabilité est-elle très-grande; elle redoute le moindre bruit, la conversation, les visites; elle passe sa vie dans la solitude et étendue sur un canapé.

A son arrivée à Divonne, le 13 avril 1852, on lui applique pendant les premiers jours une *friction avec le drap mouillé* fortement tordu; on supprime le thé peu à peu; la friction est très-bien supportée, mais la privation du thé produit un peu de fatigue et de céphalalgie. Nous ajoutons au traitement deux *bains* de siége à 18°, et d'une durée de 10 minutes.

Pendant les huit premiers jours, elle eut deux de ces crises nerveuses avec tremblements, spasmes, peau brûlante et sèche; on commence l'*ablution* à 18° précédée du *maillot humide*, deux *bains de siége* à 20°, et *deux lavements froids*.

Non-seulement la céphalalgie résultant de la suppression du thé a disparu, mais la malade éprouve un véritable dégoût pour cette boisson.

3 *mai*. — Les crises n'ont pas reparu; *douche en pluie* après le *maillot humide*; ces opérations sont tellement salutaires, elles procurent une détente et un si grand bien-être que la malade, oubliant la répugnance qu'elle avait pour le froid, attend avec impatience le moment de s'y soumettre; la peau est déjà légèrement halitueuse.

4 *mai*. — Les époques se présentent d'une manière normale et durent trois jours.

10 *mai*. — Toux légère avec enrouement. — *Cravate mouillée*.

11 *mai*. — *Double maillot humide* suivi de la *piscine*. Pendant le maillot, se présente une légère crise nerveuse avec pleurs et congestion vers la tête. L'opération continue et tout est dissipé en sortant du grand bain. Pendant la promenade qui suit cette opération, il survient tout-à-coup une détente que nous n'avions pas encore observée et qui est caractérisée par une transpiration générale et spontanée. Nous remplaçons alors le maillot par la *friction avec le drap mouillé*, et nous faisons appliquer en permanence des *compresses froides* sur la poitrine et le cou.

13 *mai.* — La toux a cessé, les nuits sont calmes, l'amélioration augmente tous les jours, la sensation de froid disparaît, la peau est douce et moite. La malade se promène au grand air, la tête découverte et les pieds nus dans ses souliers, sans en être incommodée.

29 *mai.* — Les époques se montrent régulièrement.

24 *juin.* — La névralgie reparaît, mais peu intense au moment des règles, et se dissipe assez promptement. Nous considérons que le traitement a produit une action suffisante et qu'il est urgent de laisser reposer la malade. Elle retourne dans sa famille après trois mois passés à Divonne.

La métamorphose est complète ; toutes les personnes qui la connaissent en sont étonnées. Cet état de bien-être se soutient pendant quelques mois; mais bientôt j'apprends qu'une rechute menace de renverser toutes nos espérances.

Heureusement il n'en est rien, la malade revient l'année suivante à Divonne, et depuis près de trois ans que cette deuxième cure est terminée, tout a changé d'aspect : le genre de vie est complètement modifié et le souvenir de cette cruelle maladie serait sans doute effacé dans l'esprit de cette personne, si elle n'éprouvait de temps en temps le besoin de nous écrire et de nous voir pour nous témoigner encore sa reconnaissance.

OBSERVATION VINGT-SEPTIÈME.

N° 31. — NÉVRALGIE SCIATIQUE. — DOULEURS RHUMATISMALES SE LIANT A UNE HÉPATITE CHRONIQUE.

Age, 52 ans; sexe masculin; *siége* : ce malade, qui fait le sujet de l'observation vingt-unième (1), a, comme on l'a vu, fait un traitement d'une durée de deux mois et a obtenu une guérison complète. Cette dernière ne s'est pas démentie un seul instant : les douleurs rhumatismales ont complètement disparu ainsi que la névralgie sciatique, et autant pour raffermir encore ce bien-être que par reconnaissance, M. *** est venu passer quelques semaines à Divonne. Ce malade a subi sous tous les rapports une métamorphose extraordinaire.

OBSERVATION VINGT-HUITIÈME.

N° 32.— NÉVRALGIE TRIFACIALE.

Age, 32 ans; sexe masculin; *siége* : la douleur occupe exclusivement le point malaire au bord inférieur de la pommette : elle ne se montre que par accès plutôt le soir que le matin. Pendant la

(1) P. VIDART, *De la Cure d'eau froide*, page 45; 1851.

rémission elle est contusive, et pendant l'accès elle est vive et lancinante; le malade compare cette dernière à des traits de feu, à un déchirement. Les paroxysmes, quoique se montrant ordinairement le soir, apparaissent quelquefois d'une manière irrégulière à la suite de mouvements de mastication. La peau qui recouvre les parties malades n'offre aucun changement dans sa coloration et sa température; toutefois, pendant les crises, les muscles de la face sont agités de spasmes et de mouvements convulsifs : dans ce moment l'œil correspondant est rouge et larmoyant; il y a de la photophobie et des bourdonnements d'oreille; la constitution du malade est d'ailleurs pléthorique. Les autres fonctions ne présentent aucun trouble de quelque importance.

Traitement : Douche en pluie précédée de la sudation; deux bains de siége à eau courante, chacun d'une durée de cinq minutes; deux bains de pieds froids de deux minutes.

Nous ferons remarquer que la douleur, fût-elle à son plus violent paroxysme, disparaissait comme par enchantement après un de ces bains de siége. L'accès était interrompu, mais il reparaissait toutefois le lendemain avec la même énergie; ce n'était pour nous qu'un moyen palliatif et d'un effet passager. Mais la sudation suivie de la douche, en modifiant l'état général du système cutané, doit revendiquer tous les honneurs de la guérison.

En effet, sous son influence, les crises ont perdu peu à peu de leur intensité, et, au bout de deux mois, la névralgie avait complètement disparu, sans récidive jusqu'à ce jour.

OBSERVATION VINGT-NEUVIÈME.

N° 33. — NÉVRALGIE TRIFACIALE. — HYPOCONDRIE.

Age, 26 ans; sexe féminin; *siége :* la douleur est disséminée sur tout le côté droit du crâne et du cou; mais le foyer douloureux occupe surtout le point pariétal qui, d'après le docteur Grisolle, n'appartient pas exclusivement à la névralgie trifaciale, car on le retrouve aussi dans la névralgie cervico-occipitale (1). La cause occasionnelle paraît avoir été chez cette malade l'impression du froid humide, le corps étant en sueur. Cette névralgie, dont les accès sont très-rapprochés, affecte vivement la malade à laquelle depuis cinq années tout travail est interdit. Sous l'influence de l'hypocondrie qui en est résultée et du trouble profond survenu dans l'innervation organique, les époques menstruelles ont été

(1) Grisolle. *Traité de pathologie interne*, tome II, p. 618.

retardées et diminuées. Le tempérament sanguin prédisposait déjà cette malade aux congestions vers la tête : cette circonstance n'a fait qu'augmenter cette tendance. Pendant les accès la face est cramoisie, la peau brûlante et sèche; les yeux brillants et larmoyants ne peuvent supporter la lumière; aussi le premier soin de la malade est-il de se tenir couchée dans la plus complète obscurité. La compression de la carotide, recommandée dans ces sortes de névralgies, produit aussitôt du calme; mais cette compression ne pouvant s'exercer assez longtemps par la gêne qu'elle occasionne, la douleur reparaît plus violente. L'appétit est peu prononcé et la constipation habituelle.

Traitement : Frictions avec le drap mouillé pendant les huit premiers jours; douches en pluie précédées d'une sudation modérée; quatre bains de pieds froids et deux bains de siége à eau courante; lavements froids.

La névralgie, sous l'influence de ce traitement, ne se reproduit pas pendant un mois : une crise plus violente que les premières succède à cette rémission. Pendant deux jours, la malade est en proie à une fièvre ardente après laquelle surviennent spontanément d'abondantes transpirations. Le traitement, qui pendant cette période avait été plus modéré, est appliqué de nouveau. La menstruation est plus abondante et fournit un sang noir et épais ; le visage est moins coloré ; la constipation et la congestion vers la tête disparaissent insensiblement ; la peau est plus douce au toucher ; le sommeil est calme, et la malade qui reprend courage peut déjà se livrer aux travaux d'art qu'elle affectionne tout particulièrement. Le moral est dans de bonnes conditions.

Après deux mois de traitement, tout semble rentré dans l'ordre.

Durée, deux mois. — *Guérison*.

OBSERVATION TRENTIÈME.

N° 34. — NÉVRALGIE SCIATIQUE.

Age, 31 ans ; sexe féminin ; *siége* : la douleur existe depuis l'origine du nerf sciatique jusqu'à sa terminaison. La pression ne la réveille que dans trois points isolés : à la cuisse, à la jambe et au pied. La température du membre n'est diminuée que dans cette dernière partie où il existe même une légère anesthésie, quoique la malade accuse une sensation de froid pénible depuis la hanche jusqu'au pied.

L'invasion de cette maladie date d'une grossesse après laquelle la douleur se manifesta pour la première fois sur la région dorsale du pied, puis, peu à peu, se rapprocha du tronc et se caractérisa par des douleurs lancinantes sur tout le trajet du nerf provoquées surtout par le moindre mouvement. Le décubitus ne peut se faire que sur le côté opposé au membre malade.

Depuis dix-huit mois que cette affection existe, la malade fut soumise à un traitement antiphlogistique des plus énergiques qui ne produisit aucune amélioration notable. Des vésicatoires volants furent appliqués, et les douleurs ne disparurent qu'après quelques frictions faites avec le chloroforme et l'administration, à l'intérieur, de la térébenthine à la dose de six grammes par jour.

La guérison que l'on croyait être assurée ne se maintint que treize mois. A cette époque la névralgie reparaît avec la même violence qu'au début; le même traitement est appliqué, et le calme qu'il détermine est toujours moins prolongé ; les intervalles que laissent entr'eux les accès sont plus courts; la douleur toutefois a perdu de son acuité, et lorsque la malade se décide à entreprendre la cure hydrothérapique, cette douleur est presque constante et entrave la marche qui ne peut s'exécuter sans laisser apercevoir une claudication très-marquée. Toutes les autres fonctions se font assez régulièrement.

Traitement. *Sudation* deux fois par jour, suivie de la *douche en pluie*, puis plus tard de la *piscine ;*

après quinze jours de traitement, la *douche à colonne* est ordonnée dans l'intervalle des deux sudations.

Les premières applications d'eau froide déterminent une augmentation notable de la douleur ; mais bientôt on voit cesser cette exacerbation, et au bout d'un mois les mouvements du membre sont faciles et libres ; la station au lit est possible dans tous les sens et la claudication a disparu.

La malade reste un mois de plus pour consolider ce résultat inattendu pour elle. Un an s'est déjà bientôt écoulé, et aucune récidive n'est venue détruire l'espérance d'une guérison radicale.

OBSERVATION TRENTE-UNIÈME.

N° 35. — NÉVRALGIE SUS-ORBITAIRE.

Age, 39 ans, sexe masculin. Le *siége* de cette affection est, ainsi que son nom l'indique, parfaitement limité. Les causes qui l'ont produite échappent au malade, et l'invasion s'est faite brusquement depuis plusieurs mois. Le tempérament nerveux du malade, et les études abstraites auxquelles il se livre pourraient seuls expliquer la manifestation de cette névralgie.

Traitement : douches en pluie générale, précédées de la sudation ; bains de siége.

Durée, six semaines. *Guérison.*

OBSERVATION TRENTE-DEUXIÈME.

N° 36. — NÉVRALGIE HÉMI-CRANIENNE.

Age, 22 ans ; sexe masculin. Cette affection est caractérisée par un endolorissement des nerfs de la tête et par une douleur assez vive, limitée à la moitié frontale du crâne, envahissant la région sourcilière et la fosse temporale. Cet état, qui est presque permanent, s'accompagne d'un malaise général extrême, d'inappétence, d'insomnie et de tristesse. Le malade accuse en outre de la surdité et diverses illusions de la vue qui lui font voir les objets avec des couleurs qui ne leur appartiennent pas. Ces derniers phénomènes existent principalement à l'état de prodromes, et sont plus marqués lorsque la névralgie doit acquérir plus d'intensité. Le globe oculaire est proéminent, douloureux à la pression ; la figure est pâle et abattue ; toute occupation sérieuse est impossible ; le pouls est normal. Le travail de la digestion semble toujours réveiller les douleurs.

Le traitement, appliqué avec modération par égard pour la grande susceptibilité du malade, ne donne aucun résultat satisfaisant; aucune exacerbation ne se développe, et l'affection reste stationnaire.

Durée, deux mois. *Insuccès*.

OBSERVATION TRENTE-TROISIÈME.

N° 37. — NÉVRALGIE TEMPORALE.

Age, 32 ans; sexe féminin; cette malade, d'une constitution lymphatique et nerveuve, présente tous les signes de la chlorose. La menstruation est à peu près régulière, mais le sang qu'elle fournit est de mauvaise nature; il est rare et décoloré. Pendant l'intervalle des époques, un écoulement leucorrhéique a résisté jusqu'à présent à l'action des toniques les plus usités en pareil cas.

La névralgie que présente cette malade, provenant de couches multipliées et fort rapprochées et de la débilité générale qui en a été la conséquence, s'est progressivement développée. L'utérus a été primitivement le siége de crampes ayant un caractère purement névralgique. Les douleurs se sont manifestées ensuite dans différentes régions de l'abdomen, puis à l'estomac. Dès ce moment, les troubles digestifs les plus variés, tels que nausées, vomissements, crampes, inappétence, ont reparu.

Ce n'est que depuis quelques mois que la névralgie, abandonnant l'utérus et l'estomac, a été ressentie avec violence vers la région temporale. Cette circonstance viendrait confirmer l'opinion que s'est faite M. le docteur *Piorry* sur l'existence et la nature des névralgies dites *ascendantes*, c'est-à-dire se produisant par l'extension de la névrose, des épanouissements nerveux au centre sensitif. Depuis que la douleur s'est fixée sur cette dernière partie, les accès ont été plus rapprochés et plus violents. Souvent la malade quitte brusquement la société au milieu de laquelle elle se trouve, et court en toute hâte se renfermer dans sa chambre, en évitant avec soin tout rayon de lumière, toute conversation et tout bruit.

Quelques-unes des crises les plus violentes provoquent des vomissements muqueux et le plus souvent seulement des envies de vomir. Après chacun des accès, la constipation se déclare pour trois ou quatre jours.

Chez la malade qui nous occupe, la compression de la carotide, qui n'avait jamais été tentée contre cette cruelle affection, réussit à merveille : la douleur perd à l'instant même sa violence, et quand elle reparaît elle est très-supportable.

Traitement : Frictions avec le drap mouillé; maillots humides suivis de la lotion tempérée; douches en pluie; bains de siége.

Le retour des crises qui avait lieu tous les cinq ou six jours ne s'est présenté qu'une seule fois pendant toute la durée du traitement qui a été de six semaines. La malade a repris de l'embonpoint, de l'appétit, des forces, une bonne carnation; la leucorrhée a considérablement diminué, et l'impressionnabilité nerveuse qui existait au suprême degré a disparu.

OBSERVATION TRENTE-QUATRIÈME.

N° 38. — NÉVRALGIE PARIÉTALE.

Age, 35 ans; sexe féminin; tempérament nerveux; douleurs limitées à la région pariétale, et s'irradiant quelquefois jusqu'aux régions temporale et cervicale du côté droit. Les grandes crises sont rares, mais une sensation contusive et gravative existe constamment sur tout le côté droit du crâne. Cette dernière empêche la malade de se livrer à la lecture, au travail; la vue est aussitôt fatiguée.

Cette névralgie date d'une vingtaine d'années et a débuté par un symptôme caractéristique : la malade voyait les objets doubles et prenant souvent des formes bizarres; cette diplopie dura jusqu'au moment où la douleur, d'intermittente qu'elle était alors, devint continue. La cause occasionnelle de cette névralgie peut être attribuée à une suppression menstruelle survenue à la suite d'une imprudence, et à un abus déplorable d'évacuations sanguines; inappétence, gastralgies fréquentes, selles régulières.

Traitement : Frictions avec le drap mouillé; douches en pluie précédées de la sudation; bains de siége ; douches en jet.

Après deux mois de ce traitement, les forces étaient plus grandes et les fonctions digestives améliorées ; mais nous n'avons pu nous rendre maître de cette névralgie et vaincre son opiniâtreté.

Les nouvelles que nous avons reçues récemment de cette malade nous annoncent que son état de santé s'est favorablement modifié en général, mais qu'il reste encore beaucoup à faire pour triompher de la névralgie. Nous avons tout lieu de croire qu'une seconde cure nous permettra d'enregistrer un succès.

OBSERVATION TRENTE-CINQUIÈME.

N° 39. — NÉVRALGIES INTERCURRENTES.

Age, 32 ans ; sexe féminin ; tempérament éminemment nerveux. Les crises névralgiques chez cette malade ont commencé à l'âge de 19 ans; depuis lors elles se sont répétées à intervalles très-irréguliers tantôt sur un point, tantôt sur un autre : la moëlle épinière, le plexus solaire, les membres, les dents, le visage, les tempes, le voile du palais, ont tour à tour été le siége de la souffrance.

Les accès les plus violents ont eu lieu, il y a une année environ, à la fin d'une grossesse, et depuis ce moment ils ont souvent reparu. Les calmants de toute nature ont été impuissants ; le *datura stramonium* seul a réussi à diminuer l'intensité des douleurs qui sont atroces.

On a arraché cinq dents à la malade ; mais, comme l'affection n'était pas locale, cette opération a été inutile.

La circulation capillaire est incomplète ; la peau est pâle et froide, surtout aux extrémités. Nous devons signaler à cet égard un phénomène très-singulier ; c'est la facilité avec laquelle se développe une urticaire sous l'influence du moindre frottement : de simples soins de toilette la ramènent aussitôt. Cette phlegmasie de la peau a paru pour la première fois il y a déjà plusieurs années.

L'hiver et les froids humides ont semblé jusqu'à présent favoriser le développement des névralgies, car les accès les plus violents ont eu lieu pendant cette saison.

Traitement : Frictions avec le drap mouillé ; sudations modérées suivies de l'ablution, puis plus tard de la piscine ; bains de siége ; bains de pieds ; douches en pluie.

Après un mois de ce traitement, Mme *** ne peut s'empêcher de nous témoigner toute sa gratitude pour le bien-être dont elle jouit. La peau est devenue plus colorée, plus marbrée ; elle prend de l'embonpoint. Elle reconnaît l'efficacité de l'eau froide dirigée contre sa cruelle affection ; en effet, aussitôt que quelque légère douleur paraît, après la piscine il n'en reste aucune trace : tout enfin semble annoncer une guérison prochaine. L'urticaire ne se manifeste plus avec autant de facilité, lorsqu'une grossesse inattendue et confirmée vient enrayer l'emploi des moyens énergiques reconnus nécessaires. Le traitement cependant continue deux mois encore avec une extrême modération, et la malade nous quitte dans un état assez satisfaisant.

Quelque soit le résultat obtenu, nous avons la conviction que le traitement hydrothérapique *seul* est appelé à guérir cette affection vraiment protéiforme, dans le cas probable où nous aurions à constater une récidive par l'insuffisance forcée d'une première cure.

Nous avons souvent revu cette malade depuis sa cure, qui date déjà de trois ans ; sa santé est parfaite et ses affreuses névralgies l'ont complètement quittée depuis cette époque. *(Note de 1855.)*

OBSERVATION TRENTE-SIXIÈME.

N° 40. — NÉVRALGIE CERVICO-BRACHIALE.

Age, 51 ans; sexe masculin. Cette névralgie est caractérisée par une douleur sourde, des élancements revenant par accès et deux points douloureux fixes : ainsi, l'un d'eux se montre à la partie supérieure du creux axillaire, et l'autre au niveau de l'endroit où le nerf cubital contourne l'épitrochlée. Ces deux points n'existent jamais simultanément, et lorsque la douleur siége à la région axillaire, elle s'irradie jusqu'à la région mastoïdienne. Cette affection, qui pourrait être quelquefois confondue avec un rhumatisme musculaire, ne saurait l'être dans ce cas ; en effet les mouvements du membre sont faciles et ne réveillent aucune douleur ; d'un autre côté, les points disséminés et les élancements revenant par accès suffiraient pour confirmer le diagnostic.

Cette névralgie date de sept mois et a pris subitement naissance pendant la nuit, dans un appartement fraîchement restauré. Le malade éprouve une sensation continuelle de froid dans toute l'étendue du membre ; la température ne paraît cependant pas différente de celle des autres parties du corps.

Traitement : Douches en pluie précédées de la

sudation ; douches en jet dirigées principalement vers le siége de la névralgie ; frictions locales pratiquées avec les gants anglais.

Après deux mois de ce traitement, toutes les douleurs ont disparu.

OBSERVATION TRENTE-SEPTIÈME.

N° 41. — NÉVRALGIE HÉMICRANIENNE.

Age, 42 ans ; sexe féminin. Mme *** est sujette aux migraines depuis de longues années, et depuis la ménopause qui a été précoce, elles ont acquis non-seulement plus d'intensité, mais encore elles se sont compliquées de crises névralgiques dépendantes du système du grand sympathique abdominal. Les douleurs apparaissent par accès, souvent avec une grande violence ; le facies est caractéristique, il est grippé, anxieux et pâle ; la peau est sèche et la transpiration cutanée insensible et complètement nulle. Toutes les autres fonctions se font avec régularité.

Traitement : Douches en pluie précédées de la sudation ; bains de siége ; bains de pieds ; douches à colonne.

La compression de la carotide pendant la durée de l'accès n'a produit qu'une amélioration passagère. Le traitement hydrothérapique a été appliqué pendant deux mois; une seule crise a paru dans les deux premières semaines, et depuis plusieurs mois l'absence complète de la douleur laisse prévoir une guérison radicale.

Durée, deux mois. — *Guérison.*

N° 42. — NÉVRALGIE SCIATIQUE, GASTRITE CHRONIQUE. — Traitement, cinq semaines. — Guérison.

N° 43. — NÉVRALGIE SCIATIQUE FORT ANCIENNE. — Traitement, huit semaines. — Guérison avec nécessité d'une deuxième cure.

N° 44. — NÉVRALGIE SCIATIQUE. — Traitement, six semaines. — Guérison.

N° 45. — NÉVRALGIE TEMPORALE DES PLUS INTENSES, GASTRALGIE, POLYCHOLIE. — Traitement, huit semaines. — Guérison avec nécessité d'une deuxième cure.

N° 46. — NÉVRALGIE INTERCOSTALE DROITE. — Traitement, neuf semaines. — Guérison incomplète par un trop court séjour.

N° 47. — NÉVRALGIE CRANIENNE. — Traitement, cinq semaines. — Guérison.

N° 48. — NÉVRALGIE CRANIENNE, irritabilité générale. — Traitement, sept semaines. — Même état, non succès.

N° 49. — NÉVRALGIE TEMPORALE ET SUS-ORBITAIRE, DISPOSITION CHLOROTIQUE. — Traitement, une semaine. — Guérison incomplète par trop court séjour.

N° 50. — ENTÉRALGIE. — Traitement, huit semaines. — Guérison.

N° 51. — ENTÉRALGIE DATANT DE SIX ANS. — Traitement, huit semaines. — Guérison.

N° 52. — NÉVRALGIE INTERCOSTALE GAUCHE. — Traitement, neuf semaines. — Même état. — Non succès.

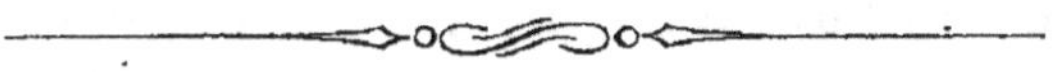

IIIe SÉRIE.

Névroses, Névropathies.

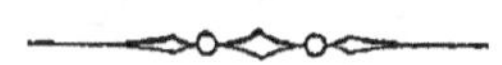

OBSERVATION TRENTE-HUITIÈME.

N° 53. — HYSTÉRIE, ACCÈS CATALEPTIFORMES.

Mlle ***, âgée de 20 ans, tempérament nervososanguin, entrée à l'établissement le 10 juillet, a été pendant plusieurs années sujette à des crises hystériques très-violentes, compliquées d'état cataleptique. Le médecin qui lui donnait des soins avait employé les bains soufrés à domicile et les eaux de Louèche comme ayant eu, les premiers assez immédiatement, les secondes plus tardivement, une influence heureuse sur cette cruelle affection.

Mlle *** était guérie depuis près de deux ans, lorsqu'elle partit l'hiver dernier pour Londres, où les fatigues du voyage, jointes aux occupations qu'elle eut à remplir dès son arrivée et diverses autres émotions, ramenèrent une forte crise qui engagea les médecins de Londres à la renvoyer en France pour se soigner. Cette crise fut unique et put être considérée comme une rechute passagère. Cependant sa santé ébranlée, mal rétablie, engagea son médecin à lui faire faire une cure d'eau froide.

Etat de la malade : Petite stature, forte, cheveux et yeux noirs, face colorée, peau blanche, menstruation irrégulière. Avant de commencer le traitement, le jour même de son arrivée, elle pâlit tout à coup; ses yeux ordinairement doux prennent un aspect hagard; elle marche comme un automate. Cet état dure toute la nuit, et le lendemain une crise se manifeste. Voici les principaux phénomènes que nous avons pu observer : convulsions débutant par une chute, cris précipités, aigus, mouvements violents d'extension et de flexion alternative des membres; la malade se lève vivement sur son séant, puis se précipite avec la même violence en arrière; des secousses convulsives agitent tout le système musculaire; ses mouvements sont d'une telle violence que nous avons de la peine à la contenir. Quand elle nous échappe, elle se redresse, retombe, se jette à droite et à gauche, bondit avec une violence effrayante et frappe des pieds et des mains avec une incroyable vitesse; les yeux sont fermés, les paupières agitées d'un frémissement continuel, précipité; les narines sont largement ouvertes; tout à coup la tête, après avoir été un instant immobile, est portée avec une extrême vitesse de droite à gauche, puis elle s'incline à droite d'une manière plus prononcée, et le tronc se plie de telle façon que la tête touche le bassin. Cet état de pleurototonos persiste pendant un quart d'heure; la jambe droite est fléchie sur la cuisse de telle sorte que le talon touche le bassin; tout le côté gauche est étendu; le corps et les membres conservent pendant tout ce temps une roideur cataleptique. Nous la soulevons sans que cette position change; nous la dressons contre le mur et elle reste un quart d'heure dans cette situation. A cet ensemble de phénomènes violents succède une rémission dans laquelle, après avoir été portée sur son lit, la malade reste étendue, haletante, frémissant de la tête aux pieds. L'œil devient fixe, insensible aux excitations extérieures, elle offre dans ce moment un singulier état d'extase. Bientôt la face devient vultueuse, chaude; le pouls, qui était resté pendant tout l'accès petit et concentré, s'élève à 100 et 120 pulsations; la respiration est lente, bruyante; la malade porte fréquemment la main sur la région antérieure du corps; elle se frappe la poitrine à coups redoublés, écarte et déchire ses vêtements, s'accroche à nous; enfin cet accès qui a duré une heure se termine par une explosion de pleurs et de sanglots entrecoupés de quelques éclats de rire. Elle reste affaissée dans une prostration extrême, et le lendemain nous commençons le traitement.

Traitement : Frictions avec le drap mouillé matin et soir, ceinture mouillée sur l'hypogastre. Ces opérations préliminaires sont assez bien supportées; aussi, quatre jours après, nous commençons l'étuve humide suivie de lotions à 18°; demi-bain à 20° de trois minutes. La transpiration est assez facile. Quelques jours après, nous abaissons graduellement la température de l'eau de la lotion.

Le quinzième jour, elle supporte un grand bain à 8°, puis la piscine à 6° 1/2 centigrades.

Pendant tout cet intervalle, elle n'a eu que deux crises, mais d'un caractère moins sérieux que la première. Les urines qui, au début du traitement, étaient rares et limpides, deviennent abondantes et sédimenteuses. Les selles sont naturelles. La malade se plaint souvent de douleurs à l'épigastre et dans toute la région utérine.

Le traitement continue, lorsque le 30 juillet la menstruation qui devait apparaître n'a pas lieu. Congestion vers la tête, mutisme complet. Cet état dure deux jours. Les moyens hydrothérapiques employés ordinairement comme dérivatifs vers le bassin ne peuvent être appliqués, parce que la malade ne veut pas sortir de son lit. L'indication était formelle, il fallait agir. Dix sangsues sont appliquées à la vulve; les règles reparaissent, les accidents cérébraux se dissipent et la malade commence à articuler quelques mots, puis enfin à parler. Mais ici des phénomènes critiques d'un autre ordre se présentent. Les règles ont suivi leur cours; sitôt qu'elles sont suspendues, la malade éprouve un besoin impérieux de se lever et de courir. Quand elle nous parle, il lui est impossible de ne pas nous tutoyer. Elle a la conscience qu'elle ne reste pas vis-à-vis de nous dans des termes respectueux, et elle en éprouve un vif chagrin. Le mot de *Monsieur* ne lui fait aucun mal, mais le mot *vous* qui lui échappe quelquefois la fait tomber en syncope. Elle a une loquacité interminable. Les phrases sont décousues et elle passe avec une grande rapidité d'un sujet à un autre. Elle nous échappe, court à travers champs, et la garde qui veille près d'elle fait environ une lieue en courant sans pouvoir l'atteindre. En rentrant au bout de deux heures, elle nous fait part de ses impressions et nous dit, avec sa loquacité ordinaire, qu'elle éprouve un besoin irrésistible d'atteindre les hauteurs, et que la vue de la terre et de la plaine lui fait mal et l'étouffe. Effectivement, sans que ce soit affectation chez elle, quand elle nous explique cette sensation, ses regards sont invariablement fixés vers le Ciel. Nous la faisons conduire dans une salle de bain ; on la déshabille, elle s'assied dans la cuve vide du bain partiel, et pendant qu'on lui frotte vigoureusement les jambes dont la température est beaucoup plus basse que celle du reste du corps, on lui verse sur le sommet de la tête de l'eau froide à 10°. Cette opération dure un bon quart d'heure ; on lui maintient en place sur le sinciput des compresses calmantes qu'on renouvelle à chaque instant. Cette opération terminée, tout semble rentrer dans l'ordre, les jambes sont brûlantes ; elle ne nous tutoie plus et son regard est naturel.

Depuis ce moment jusqu'à l'époque menstruelle suivante, le traitement a continué, se composant d'étuves humides, de douches en poussière principalement dirigées sur le crâne, et de tous les moyens dérivatifs qui devaient favoriser l'afflux du sang vers le bassin et les extrémités inférieures, tels que demi-bains froids à courant continu, douches en pluies ascendantes, douches périnéales et pédiluves froids avec friction. Pendant cet intervalle, quelques crises légères et sans importance ont précédé surtout l'apparition des règles qui, cette fois, se sont présentées d'une manière normale. Elles ont duré quatre jours. Le sang, qui depuis longtemps était aqueux et d'une teinte rosée, était alors plus riche en fibrine. A partir de ce moment, la menstruation qui, par son irrégularité, était cause ou effet de ces accès hystériques, en devenant désormais régulière, a mis un terme à toutes ces crises. La malade a quitté l'établissement dans un parfait état de santé, s'est mariée au bout de deux mois, et les nouvelles que dernièrement encore nous avons reçues d'elle nous annoncent que tout orage est passé, et que la nouvelle position qu'elle a acquise est, comme nous l'avions pensé tout d'abord, le remède le plus efficace pour la guérir radicalement.

OBSERVATION TRENTE-NEUVIÈME.

N° 51.—HYPOCONDRIE, GASTRO-HÉPATITE CHRONIQUE.

M. ***, âgé de 52 ans, tempérament nervoso-sanguin, visage coloré et d'une carnation flasque, est entré à l'établissement le 7 avril 1850, atteint d'une hypocondrie avec tout le cortége de ses effets consécutifs.

État du malade : La surface de son corps est littéralement couverte de cicatrices de sangsues, de vésicatoires, de cautères, d'emplâtres de toute espèce; il se plaint de ne pas digérer facilement. Longtemps après son repas, l'épigastre est pesant et fatigué; la constipation est habituelle; sommeil agité, rêvasseries, luttes contre des êtres indéfinissables, peurs, cauchemars, hallucinations. Il parle sans cesse et à tout le monde des détails de sa maladie; il s'inquiète des phénomènes les plus naturels qui apparaissent à la surface du corps. Sa langue a une apparence bizarre; elle est profondément fendillée en tous sens, elle est pâteuse le matin et presque constamment saburrale à la partie postérieure; il n'a point d'aigreurs et peu d'éructations. Les pieds sont toujours froids.

Le 8, étuve sèche, bain partiel à 12°, d'une minute; grandes souffrances produites par le froid aux pieds dans le peu de temps que dure le bain; bain de siége à 15°, ceinture mouillée et ablutions avant de se coucher.

Le 9, la nuit a été agitée; même traitement en y ajoutant deux pédiluves à 6° 1/2 centigrades. Le froid aux pieds est toujours très-grand et la réaction lente à se produire. Pas de pesanteur à l'estomac, bonne digestion, une selle abondante.

Du 10 au 20, même traitement.

Le 21, l'étuve sèche est continuée; mais nous

ajoutons dans la journée une douche à colonne qui produit une réaction puissante et générale.

M. ***, qui ne transpirait jamais, a des sueurs très-abondantes dans le maillot. Sur ces entrefaites, une douleur très-vive apparaît à l'orteil du pied droit. Le malade se rappelle avoir souffert, il y a une vingtaine d'années, à la même place et de la même douleur. Compresses *humides-sèches* sur l'orteil ; la douleur disparaît au bout de deux jours ; les selles sont naturelles et régulières. La gaîté reparaît ; il reçoit en visite quelques membres de sa famille qui sont tellement frappés du changement physique et moral qui s'est fait en lui, qu'ils nous adressent à ce sujet de vives félicitations et le considèrent comme tout à fait guéri.

Le 30, le malade prend deux douches par jour, et comme nous avions remarqué que cette opération commençait à l'agiter, nous l'engageons à n'en prendre qu'une ; mais les trouvant si agréables, il voulut, le 6 mai, de nouveau en prendre deux, malgré notre observation. La nuit fut mauvaise, sans sommeil, et il eut beaucoup de rêvasseries. Nous supprimons les grandes douches et nous insistons principalement sur la douche périnéale et le demi-bain à courant continu ; quelques lavements froids.

Le 8 mai, grande piscine à 6° 1/2 centigrades.

La santé va en s'améliorant, et le malade jusqu'au 18 mai, époque de son départ, avoue ne s'être jamais si bien porté.

Le succès de l'hydrothérapie est presque toujours constant dans les cas d'hypocondrie. Ainsi cette année sur dix cas qui se sont présentés, sept ont été radicalement guéris, deux guéris avec la nécessité d'une deuxième cure et un seulement est resté dans le même état. Encore ce dernier n'appartenait-il pas franchement à la classe des hypocondriaques ; nous avions plutôt affaire à une lésion mentale, à une monomanie qui eût été traitée plus avantageusement dans une maison d'aliénés.

Certes, l'observation qu'on vient de lire présente un résultat satisfaisant, et nous ne croyons pas qu'aucun autre moyen thérapeutique puisse triompher ainsi de cette affection qui fait le désespoir des médecins et des malades.

OBSERVATION QUARANTIÈME.

N° 55. — PARAPLÉGIE HYSTÉRIQUE. — ÉTAT ÉLECTRO-MAGNÉTIQUE BIZARRE. — SOMNAMBULISME MAGNÉTIQUE SPONTANÉ. — LUCIDITÉ.

Mlle ***, âgée de 16 ans, tempérament nerveux-sanguin, teint rosé, belle carnation, entra à l'établissement le 21 septembre 1850. Cette jeune fille fut réglée pour la première fois à l'âge de 13 ans; la menstruation suivit toujours une marche à peu près normale; seulement le premier jour qu'apparaissent les règles, elle pousse des sanglots, des cris, et l'on peut difficilement sécher ses larmes; à chaque retour des époques, mêmes pleurs et même surexcitation nerveuse. Le froid aux pieds est permanent. Deux ans après, depuis l'été de 1849 jusque dans le mois d'octobre, elle ressent une douleur violente à la région précordiale qui augmente d'intensité tous les soirs entre huit et neuf heures. Sa durée varie de trois à dix minutes et est suivie de pleurs et de prostration. Cet état, disons-nous, se maintient jusque dans le mois d'octobre, époque à laquelle elle éprouve une forte secousse morale, un grand chagrin : son père meurt. Cette douleur si naturelle est accompagnée de crises nerveuses très-violentes, de spasmes convulsifs, de pleurs intarissables; puis tout-à-coup, et de manière à frapper d'étonnement les personnes de sa famille qui avaient été témoins de cet état pénible, elle devient sans transition, calme et résignée. Au mois de décembre suivant, réveil de la douleur précordiale et engourdissement du bras gauche comme s'il était paralysé; le 31 décembre ses règles apparaissent précédées et accompagnées de douleurs abdominales et de coliques utérines très-énergiques; elle garde le lit pendant quelques jours. Le médecin qui lui donnait des soins lui fait pratiquer, sur la région du cœur et sur le bras toujours engourdi, des frictions avec de l'eau froide et un linge sec et grossier, et il commence l'usage d'un sirop ferrugineux. Tous ces moyens calment la malade; la douleur au cœur et l'engourdissement du bras disparaissent, la santé est satisfaisante jusqu'à la fin de juin 1850. Pendant cet intervalle, son instruction religieuse avait commencé, et tout en la suivant avec beaucoup de zèle, elle est forcée de suspendre ses leçons tous les quinze jours et de se reposer quelque temps à cause de l'accablement qu'elle éprouve; elle ne peut faire dix minutes de marche sans être épuisée de fatigue. Les parents avaient déjà remarqué la même disposition lorsque plus jeune elle suivait les cours de l'école des jeunes filles.

Dans le mois de juillet elle a fréquemment une tendance à avoir, disait-elle, le sang à la tête et les extrémités froides; c'est surtout vers quatre heures du soir que ces symptômes se présentent: elle éprouve en outre un malaise général, elle a chaque soir à la même heure un épistaxis qui dure plus ou moins longtemps, puis du découragement et peu d'entrain.

Cette jeune malade qui connaissait un peu le

piano et qui en jouait jusqu'alors avec plaisir ne peut le faire à cette époque sans éprouver une douleur générale, vague, indéfinissable et des tressaillements nerveux; quand elle touche les notes elle se rend d'abord bien compte de ce qu'elle fait; mais au bout d'un instant, elle n'est plus maîtresse de ses doigts qui précipitent convulsivement la mesure; elle n'a plus la conscience que c'est elle qui joue; elle veut s'arrêter, elle ne le peut plus, et sa mère est obligée de l'éloigner de l'instrument. Quand elle entend quelqu'un jouer du piano, elle éprouve déjà des spasmes et une angoisse qu'elle ne peut réprimer; la musique des rues l'irrite encore davantage.

Le 7 août, au pied gauche qui depuis un mois environ lui causait quelque gêne, apparaît une douleur très-vive au-dessous et en avant de la malléole externe; tous les soirs, à quatre heures, la fièvre se montre toujours ainsi que les saignements par le nez.

Son médecin, qu'elle affectionnait tout particulièrement, prescrit quelques sangsues sur le pied malade : on veut les lui appliquer, leur vue l'épouvante; elle a successivement plusieurs crises d'une violence extrême et on est forcé d'y renoncer. On lui ordonne alors des bains tièdes prolongés, d'une durée d'abord de trois heures, puis graduellement de huit heures; le délire avait déjà commencé, et depuis qu'elle avait vu ces sangsues, elle croyait en apercevoir partout, sur son lit, dans la baignoire, contre le mur; aussi frappait-elle violemment, comme pour les éloigner, tout ce qui était à sa portée. Nous oublions de dire que de tout temps la vue des araignées, ou de tout autre insecte qu'elle n'avait pas l'habitude de voir, lui causait une terreur extraordinaire.

Les syncopes que nous décrirons plus bas devenaient très-fréquentes et précédaient en général l'état convulsif; en prenant un des bains tièdes dont nous avons parlé, elle voit une araignée tomber sur l'eau, elle pousse des cris désordonnés et se fait tirer à l'instant du bain; le délire augmente et elle reste trois semaines sans reconnaître ses parents et ses amis qui l'entourent.

Au bout de ce temps le pied va mieux, mais les jambes sont tellement froides qu'on ne peut parvenir à les réchauffer malgré les moyens les plus énergiques; on veut en vain l'aider à faire quelques pas, ses jambes ne peuvent la soutenir. Comme les crises continuent toujours, on lui prescrit alternativement des pilules d'oxide anhydre de zinc et d'assa-fœtida; sous l'influence de cette médication, les syncopes semblent diminuer de durée et d'intensité. De sa chambre on la porte au salon : son regard est fixe, il se promène avec lenteur et étonnement sur les personnes et les objets qui l'entourent, et ses yeux semblent insensibles aux impressions extérieures. Le deuxième jour, sans aucune transition, le regard est calme et souriant, et elle entre affectueusement en rapport avec sa famille qui est près d'elle.

Depuis cette époque jusqu'au 21 septembre, jour de son arrivée à Divonne, son état n'a rien présenté de particulier, si ce n'est la paraplégie qui s'est complètement établie ; des jours entiers se passaient sans qu'elle ressentît le moindre malaise, lorsque, deux ou trois jours avant de partir pour Divonne, une guêpe vole dans sa chambre : on veut la chasser, elle se retourne pour ne pas la voir et elle trouve une araignée sur son coussin. Accès nerveux plus violents encore que les précédents, spasmes et tressaillements convulsifs.

Toutes ces crises se présentent de cette manière: quand elle voit une personne étrangère à sa famille, soit de loin, soit de près, ou qu'elle est en proie à quelque surprise ou à quelque émotion, elle ferme aussitôt les yeux, elle pâlit, la tête s'incline sur l'épaule avec quelques mouvements spasmodiques des membres. Cet état dure plus ou moins longtemps, quelquefois dix minutes, puis elle ouvre les yeux, regarde autour d'elle avec une expression de terreur ; la syncope recommence, dure moins que la première, puis enfin la pâleur se dissipe, et elle rit elle-même de ce qui s'est passé. La vue des petits garçons ne lui fait aucun mal, mais celle des jeunes filles n'ayant pas atteint l'âge de puberté produit sur elle un effet extraordinaire : elle les a en horreur.

Etat de la malade à son arrivée à Divonne : Apparence de la plus parfaite santé, impossibilité de mouvoir les jambes, abolition complète de la sensibilité depuis les genoux jusqu'à l'extrémité des pieds ; depuis les hanches jusqu'aux genoux la sensibilité n'est qu'obtuse. Quand avec les deux mains on embrasse tout le pourtour de cette dernière région et qu'on la comprime fortement, elle n'en a pas la conscience, elle éprouve seulement de la douleur lorsqu'avec deux doigts on pince la peau. L'abaissement de la température de ses membres est en raison directe de l'insensibilité ; les doigts des mains sont froids et insensibles jusqu'à la première phalange exclusivement. Le sens du tact est tout à fait perdu, ce qui n'empêche pas pourtant la malade de se servir de ses doigts et de s'occuper des travaux d'aiguille. La station verticale est absolument impossible, même quand on la soutient sous les bras. Il lui semble, dit-elle, que son corps ne vit que jusqu'au bassin, et que ses jambes, qui paraissent être faites de coton, sont accrochées au tronc. Toute la partie supérieure du corps a une exubérance de vie que la partie inférieure est loin d'atteindre. Il n'y a cependant pas de diminution dans le volume ordinaire des jambes; mais les hanches, les épaules, la poitrine et la figure, sont grasses et replètes. Il y a constipation, les urines sont naturelles, peu abondantes, et l'appétit est presque nul; le sommeil est profond.

Traitement : Pendant les huit premiers jours, grands bains froids à 16°, puis à 7°. Demi-bains tempérés constamment à 18°. Nous craignons ici, en donnant des demi-bains trop froids, d'exciter une réaction, une stimulation trop grande sur l'organe utérin.

Pendant tout cet intervalle, la malade eut chaque jour des crises semblables à celles que nous avons décrites plus haut, malgré les pilules d'oxide de zinc dont elle continue l'emploi; elle finit par s'habituer à notre présence, et nos visites de chaque jour ne la font plus tomber en syncope. Le matin et le soir la personne qui l'accompagne est obligée, pour la tranquilliser, de faire une visite minutieuse dans tous les coins de la chambre pour s'assurer qu'il n'y a pas d'araignée. Cependant, malgré toutes ces précautions, il semble que ce soit une fatalité, elle en découvre une ou deux chaque jour, ce qui la plonge dans des crises très-violentes. A cette époque, il se présenta un fait que nous ne pouvons passer sous silence : il était cinq heures du soir; depuis deux heures un orage menaçait et, à mesure qu'il semblait s'approcher de nous, la malade était tombée dans une syncope profonde; on nous fait appeler près d'elle, elle est étendue sur son lit. L'atmosphère est chargée d'électricité, mais aucun éclair n'a encore brillé. La respiration est haletante, oppressée. Les traits sont calmes, les yeux sont fermés, les paupières cèdent difficilement aux efforts que nous faisons avec la main pour les ouvrir; cette opération, qui n'est pas sans douleur, laisse voir le globe de l'œil convulsé et porté vers le haut de l'orbite. Nous appliquons, comme nous le faisions souvent pour la calmer, notre main gauche sur l'épigastre. Elle la repousse avec force; nous la réappliquons et, avec une expression de douleur, elle nous indique que nous devons ôter notre bague. L'application de la main droite, qui ne porte pas d'anneau, donne à sa physionomie une expression de bien-être. Cependant l'épigastre était gonflé; des mouvements utérins se faisaient sentir; l'oppression augmentait; le tronc était soulevé en arc comme dans l'opisthotonos; le corps ne reposait que sur l'occiput et les talons. Sa figure exprime alors la souffrance; on voit qu'elle veut se soustraire à une influence dont nous ne pouvons nous rendre compte.

Aussi, ne sachant que faire pour la calmer, nous voulons machinalement, dans notre inexpérience pratique à l'endroit du magnétisme, lui faire une passe devant le visage : notre main étendue en était éloignée de quatre pouces environ, lorsque, sans rien voir de ce mouvement, puisqu'elle avait les paupières closes et le globe de l'œil renversé, sa douleur devint insoutenable; elle nous repoussa avec une violence telle que nous dûmes nous retenir à un meuble pour éviter une chute, puis elle porta avec agitation ses mains sur sa poitrine et saisit sa robe comme pour la déchirer. Enfin elle parvient à s'emparer d'un cordon de soie passé autour du cou, elle tire avec force sa montre en or qui y était suspendue et veut à tout prix s'en débarrasser. Comme le cordon, dans la position qu'occupait le corps, ne pouvait passer par-dessus la tête, elle le saisit entre les dents, le rompt, et heureuse d'avoir réussi elle jette sa montre avec force au milieu de la chambre. Un moment de calme succède. Tout à coup l'orage éclate dans toute sa force; son front se plisse, ses traits expriment de nouveau la souffrance, et une convulsion agite tous ses membres, elle se lève droite sur son lit avec une roideur extrême, en ne prenant d'autre point d'appui que les talons, et elle retombe aussitôt en arrière dans la même position qu'auparavant : deux secondes après un éclair brille au ciel, et le calme reparaît sur la physionomie. Les mêmes convulsions se représentent toujours deux secondes avant l'éclair, et après sa disparition l'accès diminue. Elle semble momentanément soulagée lorsque notre main gauche, privée de son anneau, est placée entre l'épigastre et la région utérine, et que notre autre main se trouve dans la sienne. Elle porte celle qui reste libre sur les objets environnants. La roideur tétanique ayant diminué, elle se soulève et jette loin d'elle les oreillers en plumes sur lesquels jusqu'alors avait reposé sa tête; elle ne garde que l'oreiller de crin. Sa main se porte sur notre habit de drap, et par une expression de physionomie très-significative, elle nous fait comprendre que nous devons l'ôter. Il en est de même d'une chaîne en or suspendue au gilet. En passant sa main sur nos épaules, elle rencontre une cravate de soie, jamais sa physionomie n'avait exprimé autant de bonheur; elle la prend à pleines mains, s'en frotte le visage et le front; elle éprouve la même jouissance, lorsqu'après avoir touché nos cheveux qui lui ont fait mal, elle a saisi notre bonnet de velours de soie dont elle semble se faire un rempart contre les effets de l'électricité qui agit évidemment sur elle.

Nous entourons son corps d'un camail de soie qui se trouve à notre portée. A partir de ce moment, les décharges électriques continuent dans l'air, mais elle n'a plus de convulsions. En lui soufflant à plusieurs reprises sur le front, nous lui faisons ouvrir les yeux, et le calme est complet. Certes, pour simuler un pareil état, il faudrait avoir des connaissances assez étendues en physique, savoir discerner les corps isolants et conducteurs de l'électricité, ce qui déjà n'est pas peu de chose, et nous avons pu nous assurer, sans qu'elle s'en doutât, que ses notions sur ce sujet étaient non-seulement fort limitées, mais presque nulles.

Le lendemain, aucune trace de la crise de la veille; le traitement suit son cours. Nous ajoutons une douche à colonne sous laquelle on la porte, assise sur une chaise; elle la reçoit sur tout le trajet de la colonne vertébrale, principalement sur les lombes et les membres inférieurs. Quand on la transporte de sa chambre au bain, si elle voit dans les corridors un malade de l'établissement ou tout autre personne, elle tombe toujours dans une syncope semblable à celle que nous avons décrite plus haut. Le même phénomène se présente lorsque, assise près de sa fenêtre, elle voit quelqu'un se promener dans le jardin.

Huit jours après la première douche, la sensibilité a reparu depuis les genoux jusqu'aux malléoles, puis graduellement elle est arrivée jusqu'au milieu de la face dorsale du pied. Les dernières phalanges des doigts des mains restent seules insensibles.

Telle était sa situation, lorsque des crises d'un autre ordre se présentèrent. Ce n'étaient plus de simples spasmes convulsifs sur le lit, c'étaient des cris, des convulsions violentes avec roideur cataleptique; elle descendait de son lit, se tenait droite, faisait seule quelques pas, et retombait en se roulant sur le plancher où elle restait chaque fois étendue plus d'une heure. Ces crises arrivaient toutes les semaines environ, et sitôt qu'elles étaient terminées il y avait une augmentation de force dans les jambes, et la sensibilité était plus prononcée. La menstruation parut d'une manière régulière, dura trois jours pendant lesquels le traitement fut suspendu.

Deux mois après son entrée, le 24 novembre, après s'être sentie mal à l'aise pendant toute l'après-midi, elle tomba vers cinq heures du soir dans une de ses syncopes habituelles. Au bout de dix minutes elle se leva sur son séant, les yeux fermés, le visage souriant; elle demanda son chapeau et dit qu'elle allait marcher. Effectivement elle se leva en chancelant quelque peu et se promena pendant deux heures environ que dura ce sommeil. La lucidité était assez grande; elle voyait avec facilité ce qui la concernait personnellement, elle était moins clairvoyante pour les personnes qui lui étaient étrangères. Dès les premiers pas qu'elle fit, elle ressentit dans les deux jambes jusqu'à l'extrémité des pieds une très-forte chaleur. Dans l'état ordinaire sa voix est douce, timide, et pendant cette crise nouvelle elle avait une brièveté, un aplomb et quelque chose d'incisif et de tranchant; son intelligence paraissait plus développée, elle traitait avec assurance et pénétration des questions qui lui étaient étrangères à l'état de veille. Sa loquacité était excessive; spontanément elle nous annonça que sa crise ne durerait que deux heures, qu'au bout de ce temps elle perdrait de nouveau l'usage de ses jambes, que les jours suivants elle aurait d'autres crises semblables dont elle nous précisa les heures, qu'elle aurait deux sortes de crises, les unes spontanées et salutaires, et les autres provoquées par la peur ou l'émotion, qu'il fallait autant que possible éviter ces dernières, car au lieu de lui donner des forces, elles devaient l'affaiblir; qu'il fallait aussi, quand elle aurait une nouvelle crise, jouer devant elle du piano, en évitant la musique expressive et en choisissant de préférence les airs vifs, les airs de danse qui, selon son expression, portent aux jambes et invitent au mouvement; que quatre jours plus tard elle pourrait entendre cette musique tout éveillée; que dans trois semaines enfin elle marcherait sans être en crise, mais que ce ne serait que par gradation; que quatre jours avant cette époque elle se tiendrait debout, longtemps, sans aucune aide; que le lendemain elle pourrait, soutenue sous les bras, avancer une jambe, puis l'autre; que, le surlendemain, elle pourrait faire quelques pas en s'appuyant contre les meubles, et enfin que le jour suivant elle marcherait seule et sans aucun appui. Toutes ses prédictions se sont réalisées de point en point, et le 14 décembre elle marchait, mais ne pouvait pas encore monter ou descendre l'escalier. Nous avons suivi ses recommandations pour la musique; elle s'en est très-bien trouvée, elle a dansé même une valse et un galop dans une crise qu'elle eut avant d'avoir recouvré l'usage de ses jambes; et sitôt qu'elle put, ainsi qu'elle l'avait annoncé, entendre impunément la musique sans être en somnambulisme, on la fit porter près du piano; l'observant attentivement, nous avons remarqué aux premières notes quelques contractions des muscles du visage, de légers spasmes à peine sensibles dans les membres, puis elle écouta avec une jouissance ineffable cette musique qui naguère encore provoquait chez elle des accidents nerveux si extraordinaires. Le pouls était à quatre-vingts pulsations. Nous éprouvions autant de bonheur qu'elle à la voir si heureuse, et nous avions oublié de faire cesser les sons de cette musique qui devait, nous avait-elle dit, lui donner une crise si elle était continuée trop longtemps. Effectivement une syncope survint : deux minutes après elle se lève et marche endormie; nous examinons le pouls, il marquait cent soixante pulsations; elle nous prie de faire cesser tout de suite cette crise qui, provoquée par une exaltation du système nerveux, doit l'affaiblir et retarder le jour où elle pourra marcher tout à fait. Elle nous indique comment nous pouvons la terminer: elle met ses pouces en opposition avec les nôtres; puis, après quelques minutes, elle nous dit de lui faire devant le visage quatre ou cinq passes magnétiques; au bout de six passes du front à l'épigastre, les paupières convulsivement contractées s'entr'ouvrent, elle se frotte les yeux, regarde autour d'elle avec étonnement, ne se souvient plus d'abord de ce qui est arrivé, puis peu à peu l'intelligence et la mémoire s'éveillent; elle se rappelle parfaitement avoir eu une crise, mais elle ignore tout à fait ce qui a pu se dire ou se faire pendant toute sa durée. A l'instant même nous consultons le pouls, il était de nouveau à quatre-vingts. Pendant une de ces premières crises, elle nous fit quelques observations sur le traitement que nous lui avions prescrit ; elle nous dit que la cure d'eau froide était la seule qui pût lui convenir et que, sans elle, sa paralysie eût persisté. Elle nous reprocha de lui avoir fait prendre la douche sur les pieds ; elle nous recommanda de la faire diriger surtout vers les lombes et les cuisses ; elle nous rappela sa douleur au pied gauche qui reparaîtrait dès qu'elle pourrait marcher, si on ne la prévenait en y faisant, au moyen d'une bande, une compression méthodique. Elle approuva le traitement suivi jusqu'alors, et prescrivit en outre des frictions sur les jambes à l'aide de gants anglais trempés dans l'eau froide. Ces frictions devaient durer huit minutes et être faites deux fois par jour dans l'intervalle des douches. Sachant l'heure où la crise suivante devait venir, nous avions soin, suivant ses recommandations, de lui faire prendre un instant auparavant soit la douche, soit toute autre opération ; la crise commençait et elle se félicitait de pouvoir marcher pour mieux favoriser, disait-elle, la réaction. Dans un de ses états de somnambulisme lucide, nous lui avions demandé si le magnétisme, sous l'influence duquel d'autres paraplégiques avaient marché, pouvait lui convenir, et si nous pouvions la magnétiser; elle nous répondit sèchement qu'elle avait déjà trop de fluide magnétique, et qu'au lieu d'être endormie par nous, elle était plus forte que nous et nous magnétiserait plutôt elle-même. C'est dans ce moment qu'elle nous pria de lui faire porter sur la peau une chemise de soie assez longue pour descendre jusqu'au milieu des jambes. Quelques jours avant son départ elle nous témoigna, dans un de ses accès, le désir de porter de très-longs bas de soie. Tout cela fut exécuté.

Après le 14 décembre, les époques furent de nouveau très-régulières sans être précédées de douleurs. Elle eut encore des accès lucides; nous lui avons demandé ce qui devait advenir après sa cure; voici sa réponse : Je partirai dans quinze jours; le traitement aura agi comme il devait le faire; je n'aurai plus rien pour le moment à attendre de lui. Arrivée dans ma famille, l'émotion que je ressentirai me privera de nouveau de l'usage de mes jambes. Cette paralysie durera deux jours; j'aurai une crise comme celle que j'ai en ce moment, et le lendemain je marcherai pour ne plus être paralysée; seulement les personnes de ma famille que je reverrai pour la première fois me procureront quelques crises, je m'y habituerai et à la seconde fois je n'éprouverai rien; puis pendant un an encore, j'aurai de temps en temps quelques accès de somnambulisme semblables à celui-ci : peu à peu ils se dissiperont, et tout rentrera dans l'ordre. Elle nous donna des indications sur le régime à suivre : elle ne devait manger que du veau, peu de mouton, des légumes verts, et en général point de féculents et de viandes trop nutritives; le soir, du veau froid et deux tasses de thé léger. Elle devait peu dormir. En effet, depuis ce moment, quand elle passait les nuits sur son fauteuil sans dormir, elle était beaucoup plus forte le lendemain et marchait d'un pas plus assuré. Le soir du 18 décembre elle ne put vaincre le sommeil, elle dormit une bonne partie de la nuit, et le lendemain elle était paralysée comme le premier jour. La nuit suivante, elle ne dormit pas, et le 20 décembre la paralysie avait disparu. Ce jour là, étant très-bien portante, elle rencontra sur l'escalier une jeune fille de six ans qui jouait là par hasard : sa vue lui donna un évanouissement suivi de mouvements spasmodiques; elle ne revint à elle qu'au bout d'un quart d'heure. Jusqu'alors, quoique pouvant marcher, elle ne ressentait pas l'impression des surfaces sur lesquelles son pied s'appuyait; elle ne s'en rendait pas compte, quoique la sensibilité cutanée s'étendit jusqu'à l'extrémité des pieds. Ce n'est que le 22 décembre que la marche est plus ferme, plus naturelle, qu'elle sent mieux ses pieds toucher le sol, et le 25 qu'elle parvient, après avoir hésité un ou deux jours, à monter et à descendre l'escalier.

Nous n'avons pas encore parlé des antipathies que, dans cet état de crise, elle ressentait pour certaines personnes qu'elle affectionnait beaucoup et qu'elle voyait même avec plaisir lorsqu'elle était dans une situation naturelle : sa mère, entr'autres, lui faisait un effet très-pénible ; sa vue, dans ce moment, lui causait un tel étouffement qu'elle fuyait sa présence. Lorsqu'elle rencontrait dans un des corridors une personne qui lui était antipathique, elle se retournait vivement ou passait, en s'effaçant le long du mur, avec une expression de physionomie difficile à décrire : c'était de la terreur, de la souffrance et du mépris combinés ensemble.

Mlle *** a quitté Divonne le 29 décembre, après une cure de quatorze semaines. La guérison n'est pas complète, il est vrai, puisqu'il faut encore des nuits presque sans sommeil pour conserver la possibilité de la locomotion, mais nous ne doutons nullement, en suivant le régime indiqué, de la disparition successive de tous ces symptômes bizarres qui ont accompagné l'affection la plus extraordinaire que nous ayions jamais observée (1).

(1) Voir la suite de cette observation si curieuse et les singuliers incidents qui ont précédé la guérison radicale dans un de nos autres ouvrages, *De la Cure d'eau froide*, page 80, in-8° ; 1852. — J. Cherbuliez.

OBSERVATION QUARANTE-UNIÈME.

N° 56. — PARAPLÉGIE HYSTÉRIQUE, *disparaissant sous l'influence du magnétisme et de l'eau froide.* HYDROPÉRICARDITE.

Mme ***, âgée de 25 ans, tempérament lymphatique-nerveux, a été amenée à l'établissement le 9 août 1850.

Circonstances commémoratives : Nous laissons parler ici la malade qui, dans le sommeil magnétique où l'on vient de la placer, donne elle-même les détails exacts qui se rapportent à l'invasion de sa maladie :

« En 1838, je fus atteinte au mois de mai d'une fièvre cérébrale avec délire pendant trois mois, et qui fut suivie d'une convalescence de quinze mois. A la suite de cette maladie, il me resta une toux fréquente et de grands maux de tête. Au mois de mai 1842, en faisant une promenade en bateau sur le lac de Zurich avec mes amies, nous tombâmes à l'eau et j'en fus retirée la dernière, évanouie et presque asphyxiée. Après cet accident, je gardai le lit pendant neuf mois, j'eus des crachements de sang, et le traitement à l'eau froide qui me fut appliqué fut couronné d'un plein succès. Je me mariai en octobre 1844. Au mois d'avril 1845, j'eus une forte émotion après la chute de sangsues qu'on m'avait appliquées sur le dos où je commençais à souffrir. J'eus alors une première crise nerveuse pendant laquelle on me pratiqua une saignée. A la suite de cette dernière, le bras droit et la paupière de l'œil gauche commencent à se paralyser. Cet état dure jusqu'au mois d'octobre suivant. Au mois de mars 1846, l'estomac et la jambe gauche se paralysent, et les douleurs du dos et du cœur apparaissent pour la première fois et durent avec intensité jusqu'à la fin de septembre. On m'envoya à Bretiége où je suivis un traitement hydrothérapique depuis le mois d'août jusqu'à la fin de novembre. Une grande amélioration qui fit croire à une guérison complète apparut en décembre et janvier 1847. Au mois de février, retour de la paralysie de l'estomac. Au mois de mai, cure nouvelle à Bretiége. J'éprouve un peu de soulagement pendant les trois premières semaines. Plus tard cependant, la main et le bras droit se paralysent avec contraction nerveuse excessive. La paralysie gagne les jambes, puis la paupière gauche. On est effrayé de mon état et on ne veut plus me garder à Bretiége. De retour dans ma famille, j'eus des crises presque continuelles pendant lesquelles je perdais connaissance, quelquefois durant 18 jours consécutifs. Cet état était accompagné de roideur cataleptique dans les membres. Au mois de septembre les deux paupières se paralysent, puis en novembre le bras et la main gauche, à l'exception du pouce et de l'index. A la fin de novembre, les deux mâchoires se resserrent. Depuis ce moment jusqu'au milieu de mars, on est obligé de me les desserrer de force, à l'aide d'instruments, pour pouvoir introduire une sonde dans l'estomac, et par ce moyen me donner à boire du lait (seul aliment que je puisse supporter) et de l'eau. Dans cet intervalle, malgré tous les moyens violents employés, quelquefois on ne pouvait pas absolument desserrer les mâchoires. On voulait même à ce propos m'enlever les dents incisives pour permettre l'introduction de boissons alimentaires. Alors, presque tous les dix ou quinze jours, on me pratiquait une saignée. Bientôt on ne mit plus pour cette opération que deux jours d'intervalle. Au milieu de mars, serrement du gosier, on ne peut plus passer la sonde ; je reste quinze jours sans boire ni manger ; j'étais tellement épuisée qu'on n'osait plus me saigner. On m'appliqua sans résultat la botte de Junod, ainsi qu'un cautère actuel au marteau sur le cou. Le chloroforme lui-même ne produisit aucun effet. Enfin, au bout de quinze jours, on parvient à me faire ouvrir la bouche. J'oubliais de vous dire que, depuis mon retour de Bretiége, le médecin qui me soignait m'avait soumise, en désespoir de cause, à des passes magnétiques qui n'amenaient pas le sommeil, mais qui me calmaient sans qu'il pût s'en rendre bien compte et qui permettaient d'entr'ouvrir les mâchoires en les desserrant légèrement. Depuis lors le magnétisme a été continué. On put donc me faire avaler une cuillerée à soupe de lait. Après ces premières passes magnétiques, ma mâchoire se referme pendant quinze jours; nouvelle saignée, après laquelle ma mâchoire s'ouvre spontanément; je me rappelle alors avoir mangé des choux-fleurs avec beaucoup de plaisir. Une demi-heure après, nouveau resserrement de la mâchoire pendant douze jours; nouvelle saignée, qui produit la même détente; la mâchoire est de nouveau resserrée pendant vingt-un jours. Dans tout cet intervalle, je ne pris aucune nourriture. Le délire vint compliquer mon état. En mai 1848, application régulière du magnétisme.

» Au bout de huit jours, l'œil droit s'ouvre. Le dixième jour, les passes magnétiques sur la mâchoire la desserrent. L'haleine du magnétiseur à l'extérieur et à l'intérieur dilate le gosier. On me magnétise chaque jour pour pouvoir me faire ouvrir la mâchoire et me faire manger; au bout de trois semaines, je puis remuer tous les doigts de la main gauche; deux jours après, le bras gauche; au commencement de juillet 1848, le bras droit; quelques jours après, l'œil gauche; à la fin de juillet je commence à marcher; les douleurs du dos se calment; je puis manger sans être magnétisée; ce fut alors que mes jambes, mes mains et mon estomac commencèrent à enfler. Depuis ce moment jusqu'au mois de novembre, l'amélioration augmente; magnétisme, dix heures par jour. En novembre, départ pour Nice avec la personne qui me magnétise. Le changement d'air et le voyage sur mer me font du bien. A Nice, continuation du magnétisme; amélioration étonnante jusqu'au mois de mars 1849; la mâchoire se resserre alors pendant dix jours. Quand elle est desserrée, le bras droit est paralysé pendant dix jours. Je commence à prendre des bains de mer. Les huit premiers promettent un bon résultat; le dixième amène de grandes tâches bleues sur le visage; le onzième, un violent regorgement de sang; le douzième, une crise avec roideur cataleptique pendant 48 heures. On suspend les bains. Les douleurs au dos reparaissent plus violentes que jamais. A la fin d'août, je suis beaucoup mieux. Nous quittons Nice au mois de juin. Le 12 juin, je rentre dans ma famille et on cesse le magnétisme. Au bout de vingt jours, les douleurs du dos reviennent excessives; la mâchoire est resserrée de nouveau pendant cinq jours. Mon médecin, que j'ai fait appeler à mon retour, recommence le magnétisme. Les jambes se paralysent pendant quinze jours; puis enfin, l'estomac reste dans cet état jusqu'à la fin d'avril 1850. Le 1er février, la mâchoire se resserre de nouveau pendant trois mois. Pendant ce temps, j'avais rarement des crises dans la journée, mais la nuit j'en avais successivement jusqu'à vingt : souffrances aiguës dans tout le corps, surtout dans le dos et le cœur; étourdissements continuels au moindre mouvement. Ne pouvant absolument pas rester couchée, parce que le moindre attouchement me causait d'horribles douleurs, on essaya de me placer sur une vingtaine de vessies remplies d'air. Ce moyen même a échoué, et le dos était toujours tellement douloureux que pendant longtemps on était obligé de me soutenir les épaules au-dessus du lit pour éviter tout contact, et que le simple fait même qu'on portait les yeux sur mon dos me faisait crier.

» Au mois de mai 1850, suspension du magnétisme à la suite de l'apparition d'une fièvre cérébrale avec délire qui dure jusqu'à la fin de mai; six jours après cette suspension, les deux jambes se paralysent; j'eus alors une toux violente, un crachement de sang continuel, dix à douze syncopes par matinée avec roideur cataleptique. Le mal empire jusqu'à la fin de juillet. On était généralement convaincu que j'avais une maladie de poitrine; mon médecin seul ne le pensait pas. Au mois d'août, je suis un peu mieux; le 9 je pars pour Divonne. Il est important de noter que je n'ai pas dormi un seul instant depuis le commencement de ma maladie. »

Etat de la malade : Constitution épuisée par de longues souffrances, peau blanche, mate, taille élevée, cheveux blonds, œdème général plus prononcé vers les extrémités. La température de la bouche marque 33° centigrades; celle prise sous les aisselles est de 29 à 30, et celle prise sous les régions poplitées est de 14 à 15. La paraplégie est complète; elle ne peut, même dans la position horizontale, déplacer ses jambes et leur faire faire le moindre mouvement; la sensibilité des membres inférieurs est entièrement abolie à partir du bassin.

Traitement : Le mardi 13, on la porte sous la douche à colonne que nous faisons diriger sur le dos et les jambes; continuation pendant sept jours. Le 20, crise nerveuse avant de prendre la douche; on la transporte immédiatement dans son lit; cette crise se manifeste comme les précédentes par les caractères suivants : face contractée, grippée, bouche tordue irrégulièrement, yeux fermés et le globe renversé, pâleur mate du visage qui offre l'apparence de la cire blanche, le cou fortement tendu et gonflé, roideur cataleptique excessive de tout le corps. La malade reste dans la position où on la place; froid général, pouls assez naturel à 80, fortes palpitations, respiration pénible et oppression, quelquefois arrêt de la respiration pendant un moment, estomac gonflé, les côtes soulevées spasmodiquement à la base du thorax; l'épigastre et l'abdomen, démesurément gonflés, sont durs et résistants. Pour calmer cet état, nous lui administrons sans succès quelques cuillerées d'une solution d'un sel de morphine que son médecin avait l'habitude de lui donner comme réussissant le mieux à la calmer et dont elle avait déjà fait un abus excessif, ainsi que de tous les narcotiques qu'on pouvait imaginer. Ce moyen échoue. Sa belle-sœur, qui était présente, nous dit que dans ces crises on parvenait toujours à lui rendre le calme en la magnétisant. Nous nous approchons d'elle et nous voulons lui appliquer la main sur l'épigastre : ses douleurs paraissent plus vives, les contorsions du visage augmentent. Le docteur Alphonse Vidart nous remplace; il lui prend la main; au bout de quelques minutes le calme renaît et la roideur cataleptique disparaît. La malade, entraînée par l'affinité magnétique qui semble par hasard exister entre elle et notre frère, cherche instinctivement à placer ses pouces de manière que l'extrémité des doigts de ce dernier, correspondant avec les siens, la pulpe des pouces se trouve en contact et en opposition. Au bout de quelques minutes elle s'endort pendant une heure et demie; pendant ce sommeil, elle est très-clairvoyante ; elle indique elle-même ce qu'il faut faire pour la réveiller; ce sont des passes en sens inverse de celles qu'on emploie ordinairement pour provoquer le sommeil, pratiquées transversalement d'abord sur tout le corps en remontant de bas en haut, puis sur chaque bras en particulier. Au bout de 20 à 25 minutes que durent ces passes, elle ouvre les yeux, l'œil gauche toujours quelques minutes après le droit, et revient complètement à elle en demandant naïvement si elle n'a pas eu une crise. Le lendemain 21, elle est de nouveau soumise au magnétisme; à peine est-elle endormie qu'appliquant les extrémités des doigts contre les siens (ce qui ne demanda pas plus d'une minute), nous la questionnons sur son état. Elle nous dit qu'elle voyait très-bien que, si on n'avait pas discontinué le magnétisme au mois de mai 1850, elle ne serait pas actuellement paralysée; que le traitement par l'eau froide lui sera très-salutaire, mais qu'il ne produira rien ou peu de chose si elle ne peut marcher et faire ses réactions après sa douche ou son grand bain; qu'en conséquence il fallait trois fois chaque jour la magnétiser : à dix heures moins un quart du matin, à quatre heures et demie et à dix heures du soir : le matin pour prendre une piscine, l'après-midi une douche à colonne, et le soir pour lui procurer le seul sommeil dont elle puisse jouir. Elle déclare en outre qu'il fallait pour l'endormir la simple application des pouces contre la pulpe des siens pendant trois quarts d'heure, au bout desquels il fallait faire sur les deux jambes, et de haut en bas, un certain nombre de passes dont elle indiquerait elle-même le nombre, à l'effet d'amener le calorique suffisant; qu'immédiatement après la paralysie aurait disparu, qu'elle pourrait se lever, s'habiller, aller elle-même au bain, faire les opérations nécessaires, marcher une demi-heure, revenir se coucher, et que là seulement on la réveillerait; que pour la réveiller, il n'était plus nécessaire de faire des passes en sens inverse comme la première fois, parce qu'elle s'apercevait que cela fatiguait beaucoup le magnétiseur, et qu'il ne serait besoin que du souffle froid dirigé avec une certaine force sur la face, les yeux et principalement sur le front, pendant environ dix minutes. Elle termina en nous certifiant que si toutes ces indications étaient remplies scrupuleusement pendant sept semaines consécutives, le cinquantième jour sa paralysie aurait disparu et elle marcherait étant éveillée. Nous la réveillâmes par le moyen qu'elle avait indiqué, nous promettant bien de suivre ponctuellement toutes les prescriptions qu'elle avait tracées. Cette malade, comme celle qui fait le sujet de l'observation précédente, avait ses antipathies; certaines personnes qu'elle affectionnait vivement dans l'état de veille, et qui lui étaient très-chères, lui causaient les plus horribles souffrances quand, placée sous l'influence magnétique, elle les rencontrait sur son passage. Dans ce cas, elle ne les voyait ni ne les entendait, elle les sentait seulement. Nous étions nous-même du nombre de ces non privilégiés et nous avons pu nous assurer, par un sentiment de curiosité et d'investigation qu'on nous pardonnera sans doute, que les douleurs causées par notre présence étaient très-réelles; plusieurs fois, dans des circonstances et des conditions que nous avions pour ainsi dire préparées et calculées, nous nous sommes approché d'elle par derrière sans qu'elle pût nous voir. Elle causait sur un banc du jardin pendant son sommeil magnétique avec une ou deux personnes qui lui étaient sympathiques; ses yeux étaient complètement fermés; elle nous tournait le dos; malgré cela elle ressentait toujours notre influence contraire quand nous étions encore à 20 pas d'elle; ses traits étaient crispés et, tournant son visage de notre côté, elle nous apostropha un jour en nous disant que nous avions tort de jouer ainsi avec les douleurs que nous lui causions.

Le 22, les deux mâchoires se resserrent comme autrefois. On la plonge alors dans le sommeil magnétique pour lui faire ouvrir les mâchoires et la faire manger; suivant sa prescription, on lui fait des passes avec les pouces réunis sur la ligne médiane de la lèvre supérieure, sans toucher la peau, en les écartant l'un de l'autre et en les portant de dedans en dehors jusques et au-delà de l'occiput. Après avoir accompli le nombre de passes fixé par elle, elle fait appliquer l'extrémité des doigts de chaque main réunis sous et derrière le lobule de l'oreille, au lieu même où s'articule le maxillaire inférieur avec le temporal. Au bout de huit à dix minutes environ, ses lèvres s'ouvrent, ses dents se desserrent peu à peu et, après des efforts réitérés, la mâchoire inférieure s'abaisse assez pour permettre l'introduction d'un morceau de croûte de pain taillée préalablement par elle en forme de pierre à fusil. Tout le temps que les doigts restent appliqués, elle avale ainsi un morceau de croûte de pain de la grosseur d'un œuf. Une fois son repas terminé, on reprend le contact des pouces jusqu'au moment où la malade doit prendre son bain.

Le premier jour où sa mâchoire se desserra sous l'influence de ces moyens, elle annonça qu'au bout de huit jours ce resserrement disparaîtrait et qu'elle mangerait sans ce secours:

effectivement, le 30, la mâchoire s'ouvre spontanément. Dans le courant des sept semaines dont nous attendions le terme avec impatience, le traitement indiqué fut poursuivi. Indépendamment des syncopes cataleptiques qui se renouvelaient jusqu'à vingt-cinq fois chaque nuit et dont la plus forte durait une demi-heure environ, elle eut trois crises plus fortes dont la plus violente, et qui selon elle devait être la dernière, dura soixante heures. Elle avait annoncé durant son sommeil, le mercredi 9 octobre, que cette crise commencerait le dimanche 13, à neuf heures du soir, qu'elle durerait soixante heures, et qu'il fallait, sans chercher à la calmer, lui laisser suivre son cours. Elle vint à l'heure indiquée et se termina le mercredi 16, à neuf heures du matin. Il est bien entendu qu'après son réveil la malade n'a aucun souvenir de ce qui s'est passé dans son sommeil magnétique ou dans ses crises spontanées, et que nous nous gardons bien de lui faire part des prédictions qu'elle a pu faire. Voici les phénomènes principaux qu'a présentés cette crise :

Ce jour-là, son magnétiseur ordinaire est obligé de s'absenter ; nous restons donc seul près d'elle et, sans lui parler de la crise, nous attendons et nous observons. A huit heures du soir, elle a de violentes palpitations, elle est oppressée, elle étouffe. Nous ouvrons les fenêtres : la face pâlit, elle s'agite dans son lit, le pouls est à 90, et à huit heures et demie le globe de l'œil gauche se renverse; des mouvements convulsifs agitent ses membres, elle les étend outre mesure comme dans les pandiculations; le pouls est à 100, les battements du cœur sont tumultueux; il y a voussure de la région précordiale, de l'épigastre; le ventre est énorme, dur et tendu, le cou démesurément gonflé, les muscles de cette région énergiquement contractés; elle a un mouvement de déglutition bruyant, continuel. A neuf heures, les yeux se ferment, l'agitation continue; le pouls est à 120, les traits du visage se contractent; il y a trismus et contorsion des lèvres. Nous ne pouvons qu'avec beaucoup de peine soulever les paupières qui nous laissent cependant voir le globe de l'œil convulsivement porté vers le haut de l'orbite; c'est à peine si on peut entrevoir le bord inférieur de la cornée. A neuf heures et quart, elle est en apparence plus calme; le corps est immobile, courbé en arc comme dans l'opisthotonos; l'insensibilité est générale et complète; perte de connaissance absolue; le visage est terne; les extrémités sont glacées; on la croirait privée de vie si la respiration n'était pas râlante et le pouls à 120 pulsations. Elle reste dans le même état jusqu'au lendemain soir, moment auquel les phénomènes déjà décrits redoublent d'intensité; l'agitation est plus grande; quelques noms de personnes qui lui sont chères s'échappent presque inintelligibles de ses lèvres. Le pouls est toujours à 120, petit et serré. La plus grande partie de la journée du mardi s'emploie à des passes qui n'amènent aucun soulagement. Elle pousse des cris plaintifs. Le mercredi matin, même état jusqu'à neuf heures moins dix minutes; dans ce moment, les plaintes sont plus fréquentes; elle pousse des sanglots convulsifs; puis la détente se fait tout-à-coup à neuf heures précises; la chaleur reparaît, le pouls tombe aussitôt à 80; elle reprend connaissance et conserve toute la journée beaucoup de faiblesse et de fatigue. Elle était restée plus de soixante heures sans manger et se croyait au lundi matin.

Rien de remarquable jusqu'au 21 octobre, époque à laquelle elle peut faire quelques pas à l'aide d'un appui. Elle s'essaie à marcher comme un enfant. Le 26 octobre, elle marche seule, mais ne peut descendre ni monter l'escalier. La santé générale est satisfaisante, mais les palpitations persistent. Bien qu'il y ait soixante-quatre jours du 21 août au 24 octobre, le magnétisme n'a été employé que pendant quarante-neuf jours, et c'est juste le cinquantième qu'elle a commencé à marcher, ainsi qu'elle l'avait prédit. Quand elle put faire les premiers pas, les mouvements des jambes avaient lieu sans que la sensibilité y fût revenue.

Depuis le 26 octobre, elle alla tous les jours prendre une douche étant éveillée et une piscine étant magnétisée, parce que, d'après une recommandation qu'elle avait faite elle-même, le froid de l'eau, enveloppant uniformément le corps dans toutes ses parties, aurait été nuisible à son affection du cœur si elle eût pris le grand bain à l'état de veille. Effectivement, nous avons appris que lors de ses deux séjours à Bretiége on était obligé, quand elle prenait un grand bain, de lui appliquer un morceau de sparadrap sur la région du cœur. Elle ne pouvait supporter le bain qu'avec cette précaution, qu'elle fut même obligée de prendre aussi à Divonne pendant les premiers jours de sa cure.

Dès le 12 novembre, la sensibilité reparaît graduellement et persiste. Déjà la température de la région poplitée était depuis quelque temps en harmonie avec celle du reste du corps ; et souvent elle ressentait, disait-elle, des bouffées de chaleur jusqu'à l'extrémité des pieds ; mais la température de ces derniers, quoique augmentée, n'était encore qu'à 20 ou 22°. Ce ne fut que vers la fin de novembre que la chaleur fut uniforme.

Le 3 décembre, elle éprouve de la peine à digérer. Cette difficulté augmente jusqu'au 9, où la paralysie envahit l'estomac. D'après les prescriptions qu'elle avait faites pendant le sommeil magnétique, elle suit un régime particulier, savoir : viandes blanches, veau et poisson, riz au lait ou au beurre, pâtes, fruits cuits, pain rassis, lait coupé avec de l'eau, et de l'eau pour boisson. Cette paralysie de l'estomac, après avoir augmenté, doit se dissiper, a-t-elle dit dans son sommeil, à la fin de janvier.

Du 9 au 24, vomissement de tous les aliments ingérés, excepté du déjeuner qui se compose de lait et d'eau. Depuis plusieurs jours, elle a des crachements de sang. Le magnétisme continue deux fois par jour, une séance le matin et une le soir pour lui donner le sommeil. Nous ferons observer que, pendant tout le cours du traitement, la menstruation n'a présenté aucune irrégularité, et que cependant il était nécessaire de suspendre les bains, mais non le magnétisme qui prévenait ou amoindrissait les syncopes cataleptiques qui apparaissaient plus nombreuses et plus violentes dans ce moment critique. D'un autre côté, la constipation était opiniâtre, la malade restait quelquefois neuf ou dix jours sans aller du ventre, et encore les selles étaient-elles dures, douloureuses et peu abondantes ; comme elle n'avait jamais pu prendre par la bouche ni en lavement le plus léger laxatif sans éprouver une crise violente, nous étions encore obligé de vaincre sa répugnance pour lui faire prendre quelques lavements huileux.

Pendant le sommeil magnétique qui fut communiqué à cette malade, elle nous présenta tous les effets ordinairement produits par le magnétisme, et de plus une clairvoyance extraordinaire dont nous avons été souvent à même de vérifier l'exactitude, et que nous croyons inutile de relater ici, désirant ne nous appesantir que sur les faits qui ont rapport à la médecine. Le contact des métaux lui causait de vives douleurs; quand on voulait l'endormir du sommeil magnétique, et pour que l'opération se fît promptement et sans peine, il était absolument nécessaire d'ôter de ses doigts ou de ceux du magnétiseur les bagues ou les anneaux en or qui s'y trouvaient.

Mme *** restera tout l'hiver et même une partie du printemps à Divonne, où elle continuera son traitement, pour consolider l'amélioration acquise et peut-être, qui sait? obtenir une guérison radicale. Dans notre compte-rendu de l'année qui va s'écouler, nous mettrons nos confrères au courant des circonstances qui, depuis le premier janvier, se seront présentées, et qui pourront offrir quelque intérêt au point de vue pathologique (1).

Après avoir publié le travail consciencieux que nous présentons aujourd'hui à nos confrères, et qui est le résultat d'une minutieuse observation, nous ne désirerions nullement être confondu avec ceux qui prétendent faire du magnétisme une doctrine toute médicale ; nous voudrions seulement que des faits réels ne fussent pas niés, parce que la physiologie, dans l'état actuel de la science, ne les explique pas, — que le magnétisme, soumis exclusivement à l'examen d'hommes sérieux et graves, prît parmi la science anthropologique le rang qu'il mérite, et qu'on vît alors tomber les préventions devant la vérité (2).

(1) Voir la suite de cette observation : *De la Cure d'eau froide*, page 67. 1852.

(2) Depuis 1784, le magnétisme a continué à se répandre ; bien des hommes l'ont professé et pratiqué, chacun à sa manière. Tantôt ce fut avec cette gravité qui convient à tout ce qui est noble et sérieux ; d'autres fois, ce fut avec la légèreté de l'ignorance et le dévergondage même de l'immoralité. Toutes les classes de la société ont appris ainsi ce qu'était le magnétisme et ce qu'il pouvait être ; on vit, dès-lors, le bien naître à côté du mal, l'homme savant et consciencieux confondu avec l'ignorant, l'impie et le charlatan : cet état de choses existe aujourd'hui. — *Physiologie*, *médecine et métaphysique du Magnétisme*, par le Dr Charpignon, 1848.

OBSERVATION QUARANTE-DEUXIÈME.

N° 57. — PARAPLÉGIE

Survenue chez une hystérique, à la suite de passes magnétiques pratiquées chez une autre hystérique atteinte aussi de paraplégie.

Mlle ***, âgée de dix-neuf ans, est entrée à l'établissement le 10 août 1850, dans le but de se guérir d'accès hystériques qui jusqu'alors avaient été traités sans succès. Les premières atteintes de cette cruelle affection se manifestèrent trois mois avant son arrivée, et furent provoquées, selon toute apparence, par une inclination contrariée; ces accès quelquefois n'étaient caractérisés que par un subit et profond coma avec quelques spasmes généraux, pendant lesquels il y avait coloration plus vive de la face et accélération du pouls; les extrémités étaient toujours froides. D'autres fois les symptômes étaient beaucoup plus graves, et apparaissaient ainsi suivant l'ordre dans lequel nous les décrivons : face injectée et légèrement bouffie, pouls petit, fréquent et concentré, vue trouble, démarche incertaine, peu assurée, chute sur un fauteuil, ou sur le lit, paupières demi-closes et agitées d'un mouvement spasmodique continu, globe de l'œil constamment renversé et porté en haut de l'orbite, roideur générale cataleptique; tantôt des cris perçants, le plus souvent des plaintes prolongées et presque toujours accompagnées d'un tremblement convulsif des mâchoires, tellement rapide que le bruit qu'occasionnaient les arcades dentaires en frappant l'une contre l'autre se faisait entendre sans laisser d'intervalle entre les chocs successifs; douleur vive, ordinairement à l'épigastre, quelquefois vis-à-vis la région utérine; palpitations; il arrive parfois que du lit la malade tombe et se roule sur le plancher. Dans le milieu et à la fin de ces crises, les membres sont glacés et le visage prend une teinte violacée; elle se lève, tantôt courbe son corps de manière qu'il ne soit soutenu que sur un poignet et sur un pied, tantôt elle monte avec une agilité surprenante sur un des panneaux du lit, se soulève en ne prenant un point d'appui que sur un orteil, s'accroche avec les mains au mur, au plafond; au bout de cinq minutes, pendant lesquelles elle conserve cette position, elle s'affaisse sur elle-même, la détente est momentanée, et elle est reçue, soit sur le lit, soit dans les bras des personnes qui sont préposées à sa garde; quelques instants après, elle reprend une position nouvelle et aussi étrange, puis un calme succède, et ainsi de suite. Quelques-uns de ces accès durent une heure, quelquefois deux; souvent ils se renouvellent si fréquemment qu'elle a, pendant vingt-quatre heures, une heure environ de répit. Quand le calme s'est décidément montré, cette malade n'est pas aussi épuisée de fatigue qu'on aurait pu le supposer au premier abord ; elle peut se lever et se promener, sans que sa démarche rappelle l'affreux état dans lequel elle se trouvait naguère.

Dans les premiers temps de sa maladie, et avant l'apparition des crises, elle eut de violentes palpitations et une disposition à l'œdème des extrémités ; elle se plaignit aussi de douleurs vagues, erratiques, peu caractérisées, qui pouvaient déjà, à cette époque, indiquer un commencement de trouble général dans la circulation, et un état anormal du sang, qui tendait à s'extravaser dans le tissu cellulaire et à produire une disposition à l'anasarque. Ce trouble de la circulation avait aussi commencé à cette époque à réagir sur le système nerveux qui devenait susceptible et irritable ; la menstruation était irrégulière, incomplète, douloureuse et peu abondante ; elle se montrait toutes les trois semaines, et même parfois tous les quinze jours. Les époques furent bientôt suivies de crises plus ou moins violentes qui consistaient d'abord en convulsions, alternativement cloniques et toniques, affectant surtout la forme de l'opisthotonos, quelquefois de l'emprosthotonos, et d'autrefois du pleurothotonos; le volume du ventre était par moment très-considérable, surtout quelques jours avant et pendant les époques, ce qui tenait proprobablement à une turgescence de l'utérus et de ses annexes.

Malgré toutes les apparences de la santé la plus robuste, malgré le coloris du visage et une sangüification abondante, le sang fourni par les règles était pauvre en fibrine, décoloré et offrait tout le caractère de celui des chlorotiques. Cette animation n'était donc pas naturelle. D'un autre côté, les palpitations étaient fréquentes; un commencement de bruit de souffle aux carotides, l'œdème des extrémités et la bouffissure de la face faisaient supposer l'existence d'une certaine variété de la chlorose, indiquée par les auteurs sous le nom de *chlorosis fortiorum*, qui est compatible avec la coloration vive du visage et des lèvres, et l'apparence d'une forte et vigoureuse constitution.

Pour combattre la gravité de ces symptômes, cette jeune malade fut soumise pendant quelque temps aux préparations ferrugineuses et aux antispasmodiques; les accès avaient diminué d'intensité et de fréquence; la moindre émotion cependant ou la moindre contrariété les rappelait aussitôt. Sa famille et son médecin se déterminèrent à l'envoyer à Divonne pour lui faire suivre le traitement hydrothérapique.

Etat de la malade : Tempérament nerveux et très-sanguin, bouffissure et coloration du visage avec vergeture; col court, tête portée en arrière, semblant chercher un point d'appui sur les épaules qui sont un peu prononcées; paupières longues, voilant à demi le regard, cheveux châtains, parole traînante, verbe haut, démarche lourde, mouvements brusques et épais, ne rappelant aucunement la souplesse et la grâce des personnes de son sexe; sa physionomie, toujours souriante, traduit une extrême bonté; le caractère n'est pas irritable comme dans les premiers jours de la maladie, au contraire il y a soumission, docilité et grande bienveillance. Le voyage que cette malade vient de faire pour arriver à Divonne l'a fatiguée; aussi à peine dans l'établissement tombe-t-elle dans un profond coma sans convulsions, d'où elle sort au bout d'une heure; depuis longtemps elle a peu d'appétit, la constipation est quelquefois opiniâtre, et elle n'a pas eu de grandes crises depuis dix jours.

Traitement : Pendant les huit premiers jours, impossibilité de commencer le traitement : elle a presque sans interruption des crises comme la première que nous avons décrite; ce n'est que le neuvième jour qu'un instant de répit nous permet de commencer les frictions avec le drap mouillé.

Le 20, même traitement, deux demi-bains à 18°.

Les crises semblent moins sérieuses, mais elles ont encore lieu chaque soir. Le 25, même traitement; un peu de céphalalgie, la peau est sèche et chaude, la constipation persiste, les crises prennent de nouveau un caractère plus grave.

Quand elle est en crise, on cherche vainement ce qu'on pourrait faire pour la calmer; aussi nous arrive-t-il souvent de lui prendre les mains ou de poser la nôtre sur la région épigastrique, et sans savoir ni pourquoi ni comment nous agissions, de diminuer l'intensité de la crise; nous arrêtions surtout cette vibration de la mâchoire, en comprimant entre le pouce et l'index de la même main et en même temps les nerfs dentaires inférieurs de chaque côté. Quand nous conservions notre bague au doigt annulaire, la malade n'obtenait aucun soulagement. Toutes ces indications vagues qui nous rappelaient ce que nous avions obtenu avec d'autres malades, puis, d'un autre côté, le vif désir de diminuer la durée et l'énergie de la crise nous déterminèrent, sans y attacher grande importance, à lui prendre les pouces et à lui faire quelques passes sur la tête et à l'épigastre. Nous réussissions toujours ainsi à la soulager.

Du 25 au 10 septembre, ceinture mouillée, étuve humide, bain partiel à 12°; au bout d'une heure et demie elle transpire abondamment, et une détente générale survient. Le 10 septembre, nous remplaçons le bain partiel par la grande piscine à 6° 1/2 centigrades; elle est très-bien supportée; la ceinture mouillée a rétabli les fonctions du ventre; elle boit huit verres d'eau par jour. Les époques ont paru le 1er septembre et ont été précédées et accompagnées de crises nerveuses semblables aux premières. Après ce retour des règles, les crises commencent à devenir plus rares et moins longues.

Du 10 au 30 septembre, elle n'a eu que deux accès qui ont chacun duré dix minutes; le soir elle se plaint seulement d'un peu de pesanteur à la tête. Au lieu de se montrer comme auparavant au bout de quinze jours ou trois semaines, l'écoulement menstruel n'a pas encore paru au bout d'un mois; la circulation générale est cependant mieux harmonisée, la chaleur des extrémités est égale à celle du corps, et pourtant il y a un raptus sanguin très-manifeste vers la tête; les palpitations sont devenues très-rares, il n'y a pas de gonflement du ventre, et l'œdème a disparu depuis longtemps.

Nous employons avec persévérance, en la dirigeant vers le bassin, toute la puissance dérivative dont nos appareils sont susceptibles. Nous soulageons momentanément; mais bientôt toutes les apparences de la congestion se montrent de nouveau vers la tête : rougeur de la face, yeux brillants, injectés, douleur au sinciput, lourdeur plus grande et dans le langage et dans la marche. Nous ne nous étonnions pas encore cependant du retard de la menstruation, car après tout il n'y avait qu'un mois d'écoulé, lorsqu'à notre insu cette malade, qui avait pris goût aux passes magnétiques depuis qu'elles lui avaient donné du soulagement, se laissa magnétiser par la malade paraplégique que l'on mettait chaque jour en somnambulisme et avec laquelle elle était en relation amicale. Depuis trois jours ces tentatives avaient lieu, et comme nous venons de le dire, sans que nous en fussions prévenu. L'intention de cette dame était toute bienveillante; elle n'agissait évidemment que d'après l'instigation de Mlle. *** qui n'y était poussée elle-même que par un de ces enfantillages, un de ces caprices, un de ces besoins d'imitation si fréquents chez les hystériques.

D'après ce qui nous a été ensuite rapporté, les passes magnétiques n'auraient pas amené le sommeil, mais seulement l'assoupissement. Aussitôt averti, nous faisons cesser ces manœuvres qui, instinctivement, nous paraissaient non-seulement funestes aux deux malades, mais qui auraient pu laisser supposer aussi que nous autorisions dans notre établissement des pratiques que nous n'admettons nous-même qu'avec une extrême réserve et la gravité que nécessite une observation toute médicale.

Le lendemain 3 octobre, turgescence de la face, avec injection et bouffissure, violente douleur de tête, respiration gênée, oppressée; elle garde le lit, et nous lui parlons d'une application de sangsues à la vulve; elle repousse cette proposition. Cependant il faut agir : deux sinapismes sont appliqués à la face interne des jambes pour rappeler aux extrémités le sang et la chaleur.

Le 4, même état; les règles ne paraissent pas, les sinapismes sont très-douloureux, mais la tête est toujours congestionnée; nous parlons avec autorité, et nous ordonnons l'application immédiate de douze sangsues à la vulve; le 5, la menstruation s'établit, la tête se dégage, les sinapismes qui ont soulevé l'épiderme ne font presque plus mal, le coma a cessé, les facultés s'éveillent.

Le 6, la malade n'éprouve aucune douleur quand on touche la place qu'occupaient les sinapismes; cela nous étonne, car l'épiderme est enlevé, et la plaie est d'un rouge vif; nous pinçons la peau des jambes, des cuisses, la malade ne sent rien; nous voulons la faire lever, il lui est même impossible de déplacer ses jambes; nous examinons leur température, la gauche est moins froide que la droite; cette dernière, à la région poplitée, donne 16° centigrades, quand sous le creux de l'aisselle nous constatons 29° centigrades. Il y a paraplégie complète, avec perte de sensibilité et de chaleur.

La menstruation a duré quatre jours; la couleur du derme, mis à nu par les sinapismes, est blafarde; l'insensibilité et la température n'ont reçu aucune modification; la malade est assise dans son lit, où elle travaille et se préoccupe beaucoup de l'état de ses jambes; du reste la santé générale est parfaite.

La circonstance était fort embarrassante, et le cas extrêmement curieux. En compulsant les auteurs, nous avions bien lu autrefois que, dans certains cas d'hystérie très-développée, les malades étaient disposées à présenter par imitation quelques symptômes bizarres qu'offraient d'autres hystériques; mais nous ne pouvions penser que cette imitation pût aller jusqu'à produire, non-seulement l'insensibilité des jambes, mais une paraplégie complète et un abaissement très-notable de la température dans les extrémités paralysées.

Ces symptômes si graves étaient-ils dus à une influence hystérique par imitation, ou avaient-ils été provoqués par la transmission du fluide magnétique, comme l'a observé M. le docteur Charpignon, dans l'ouvrage qu'il a publié sur cette matière (1)? La question est trop embarrassante pour qu'elle soit ainsi résolue, et nous ne sommes pas encore assez éclairé sur la valeur et la puissance de ce mystérieux agent pour lui attribuer sa part d'action dans le fait que nous signalons; nous livrons donc ce dernier au jugement de tous nos confrères, en leur faisant toutefois observer que nous n'avons pu dans ce cas particulier, pas plus que dans les autres qui précèdent, être victime d'une supercherie quelque bien jouée qu'elle fût, ainsi que cela arrive *malheureusement trop souvent*, attendu que nous avons nous-même ici constaté l'abaissement considérable de la température des membres, et que nous ne sachions pas qu'on puisse en aucune façon l'imiter.

(1) La plupart des somnambules ressentent les douleurs des personnes avec lesquelles on les met en rapport. Cette sensation est fugitive et ne laisse pas de traces au réveil, si l'on a soin de bien rompre le rapport. Si c'est le magnétiseur qui souffre, la sensation est des plus vives et elle persiste souvent au réveil. Si l'on continue plusieurs jours à magnétiser dans cette disposition maladive, on inocule à ces somnambules impressionnables la même maladie. On doit donc être très-réservé sur ce point et étendre la prudence jusqu'aux affections de l'âme, car on ne saurait croire combien est terrible l'influence d'un esprit agité sur certains somnambules. —*Physiologie du Magnétisme et du Somnambulisme*, par M. le Dr Charpignon, page 72, 1848. — Germer-Baillière.

D'ailleurs, comme nous ne plaidons pas ici la cause du magnétisme, et que nous nous bornons à relater avec la plus grande impartialité ce que nous avons fait et ce que nous avons vu, nous n'aurons pas à répondre aux imputations mal fondées que des esprits prévenus pourraient diriger contre nous.

Le 9, même état; les règles ont disparu depuis la veille au soir, la température des jambes n'a pas cessé d'être à 16°, la jambe droite est toujours un peu plus froide que la gauche, et toutes deux présentent une roideur cataleptique telle qu'il semble plus facile de les briser que de les faire fléchir. Nous ne savions pendant combien de temps durerait cet état bizarre et inattendu, et cependant il était nécessaire de continuer la cure, dans la crainte de voir les crises reparaître de nouveau avec la même intensité; nous avouons avoir été fort embarrassé, lorsqu'il nous vint à la pensée que, puisque nous avions réussi à calmer les convulsions par l'application de la main sur l'épigastre, nous pourrions peut-être, par le contact des pouces et quelques passes sur le visage, la plonger dans le sommeil magnétique, et lui permettre de prendre la douche et la grande piscine, en lui rendant momentanément par ce moyen l'usage de ses jambes, comme cela était arrivé, du reste, pour la paraplégique qui l'avait magnétisée.

Sans prévenir personne de notre intention, et tout en causant avec elle près de son lit, nous lui prenons les mains et nous plaçons nos pouces et nos doigts en opposition avec les siens, comme l'indique Deleuze dans son *Instruction pratique sur le magnétisme;* les mains de la malade sont froides; mais au bout de deux minutes pendant lesquelles, nos regards se confondant avec les siens, nous ne cessons d'imprimer à notre volonté une plus grande énergie, nous sentons des battements, des pulsations à l'extrémité de ses doigts, et aussitôt nous apercevons, à notre grand étonnement, ses paupières convulsivement agitées et le globe de l'œil tourné vers le haut de l'orbite; une minute après ses yeux sont fermés et ses jambes, tout-à-l'heure roides et inflexibles, se plient et s'étendent alternativement avec la plus grande facilité. Nous abandonnons la main et nous faisons quelques passes depuis le sommet de la tête jusqu'à l'épigastre; deux minutes plus tard, nous demandons à la malade si *elle dort*, si elle peut *se lever et marcher;* à ces questions elle répond affirmativement, en nous priant cependant de lui faire des passes sur toute la longueur des jambes, et de cesser lorsqu'elle nous en préviendra; à la vingtième, elle nous avertit qu'elle peut maintenant se lever et descendre au bain; effectivement, après s'être habillée, elle marche, il est vrai, d'un pas mal assuré, et va seule prendre la douche à colonne que nous lui avions prescrite. Tout se passe à merveille, et après avoir fait une promenade d'une demi-heure pour entretenir la réaction, elle remonte dans son lit où nous la réveillons en lui faisant des passes contraires et en lui soufflant fortement sur le visage; elle revient à elle; au même moment notre main gauche placée sur une de ses jambes sent la roideur reparaître presque subitement. Il faut noter que pendant le sommeil elle a ressenti une chaleur plus grande aux extrémités, et que malgré cela l'insensibilité et la température n'ont été nullement modifiées; la roideur seule a disparu et la locomotion a pu s'effectuer. Quant à la lucidité, elle a été complètement nulle; elle le fut un peu moins, il est vrai, pendant les jours suivants en renouvelant la même expérience, et chose digne de remarque, c'est que plus elle était clairvoyante sous l'influence magnétique, moins elle se souvenait à son réveil de ce qui s'était passé.

Pendant dix jours encore, nous employons le même moyen pour lui faire prendre le matin la douche à colonne et le soir la piscine simple, et nous pouvons affirmer que, dès le cinquième jour déjà, la température des jambes était sensiblement élevée, que le sixième elle nous donnait au thermomètre centigrade 19° 1/2, que le onzième jour elle était normale et que la malade pouvait marcher sans aucune difficulté. Nous ne devons pas omettre qu'à mesure que nous avancions le nombre des passes que nous devions faire sur les jambes diminuait, qu'elle-même nous indiquait toujours le moment où elles devenaient superflues, et que, dans la crainte de nous fatiguer, elle voulut, dès le lendemain de la première séance, se réveiller seule, ce qu'elle fit toujours depuis ce moment; son réveil n'était pas pénible, elle semblait au contraire sortir d'un sommeil calme et profond. Le traitement, qui consistait exclusivement en douches et en grands bains, continua sans rien présenter d'extraordinaire jusqu'au 31 octobre, si ce n'est une augmentation de forces dans les jambes et une intégrité parfaite de toutes les fonctions.

Le 31 octobre, les règles apparaissent d'une manière toute normale; cependant Mlle *** se sent un peu faible, elle garde le lit, et le lendemain 1er novembre, quand elle veut remuer les jambes, elles sont de nouveau paralysées et les muscles sont tout aussi contractés que la première fois. Cet état ne dure que deux jours et cesse de lui-même sans l'intervention du magnétisme. La santé est parfaite jusqu'au 25 novembre, époque à laquelle, après avoir continué la cure d'eau froide avec persévérance, certaines circonstances de famille obligent notre malade à retourner chez elle. Là, l'émotion, le plaisir de se retrouver au milieu des siens, provoquent quelques crises accompagnées et suivies de paralysie qui ne se maintient que peu de jours. Cependant, nous ne pouvons considérer ce résultat comme une guéson, et dans notre tableau synoptique nous avons rangé ce cas dans les non-succès; en effet, les nouvelles indirectes que nous avons reçues de Mlle *** nous annoncent que les crises n'ont pas cessé, qu'elles se renouvellent souvent, mais cependant qu'elles n'ont plus une intensité aussi grande qu'autrefois.

Nous avons cru, néanmoins, intéresser nos confrères, en rapportant cette observation, qui complète la revue des affections bizarres et fort curieuses que nous avons été appelé à traiter cette année.

Ce retour apparent des crises n'a pas duré; quelques mois plus tard, cette jeune personne s'est mariée, et nous savons de source certaine que sa santé n'a jamais été plus florissante. *(Note de 1855.)*

OBSERVATION QUARANTE-TROISIÈME.

N° 58. — HYPOCONDRIE. — IRRITABILITÉ GÉNÉRALE. — GASTRALGIE.

M. ***, âgé de 36 ans, entre à l'établissement le 19 juillet 1850. Il est atteint d'hypocondrie et et souffre, dit-il, de douleurs rhumatismales vagues et de gastralgie. Il se plaint de palpitations cardiaques et aortiques. Nous nous sommes cependant assuré, par un examen attentif du cœur, que l'organe était sain ainsi que les gros vaisseaux.

Etat du malade : Stature magnifique, taille élevée, belle constitution, tempérament nerveux-sanguin, caractère faible, peureux, vivement affecté de son état; déjà disposé à l'exagération, il ne croit jamais pouvoir guérir, il craint de perdre ses facultés intellectuelles dont il a besoin pour remplir les devoirs de sa profession, et il nous avoue lui-même, avec un certain mystère, qu'il a la conviction qu'il tombera dans l'idiotisme. Décidément l'hypocondrie est à son comble; il importe d'agir promptement et du côté moral et du côté physique. En outre, sa peau ne fonctionne pas et ne transpire jamais.

Traitement : Nous entourons ce malade à tout instant de la journée, nous le suivons dans presque toutes ses opérations. Pendant les huit premiers jours, frictions avec le drap mouillé deux fois par jour, et un demi-bain tempéré à 20° dont nous abaissons graduellement la température jusqu'à 12°. Le quinzième jour du traitement, il commence seulement à prendre des demi-bains à courant continu. Déjà le 1er août la transformation commence; le malade est heureux, gai, dispos, il a les plus belles espérances; il digère parfaitement; les fonctions abdominales sont régulières; il nous dit que sa tête est tout-à-fait dégagée; il lui semble qu'une autre vie commence; les douleurs vagues dont il se plaignait sont limitées et n'envahissent plus que les membres inférieurs, depuis les hanches jusqu'aux pieds. A partir de ce moment, il prend chaque jour une douche en pluie froide; la réaction est magnifique, et le malade, qui a compris que cet effet consécutif du bain est de la plus haute importance, consulte toujours sa peau pour s'assurer qu'elle rougit sous l'impression du froid; le lendemain les douleurs n'existent plus que depuis les genoux jusqu'aux pieds. Le traitement est le même; le surlendemain, il ne les ressent qu'au talon, puis enfin elles disparaissent. Nous prescrivons chaque jour une grande piscine à 6° 1/2 centigrades, une douche à colonne sur les membres, et ce malade quitte l'établissement le 15 août, après trois semaines de traitement. Son moral est tout à fait remonté; l'apparence extérieure est celle de la plus parfaite santé; toutes les fonctions sont normales, et sa joie et sa reconnaissance se traduisent dans ses moindres gestes.

Les nouvelles que nous avons reçues de ce malade nous annoncent que sa santé s'est maintenue et que rien n'est venu compromettre ce résultat si prompt et si remarquable.

OBSERVATION QUARANTE-QUATRIÈME.

N° 59. — AGLOBULIE ET CHLOROSE.

Mme ***, âgée de 18 ans, mariée depuis six semaines, entre à l'établissement le 1er juillet 1850. Elle est atteinte depuis quatorze mois d'une aglobulie chlorotique contre laquelle toutes les médications spécifiques avaient été employées sans succès; nous citerons entr'autres les préparations ferrugineuses qui avaient fait quelque bien, mais que l'estomac de la malade ne put supporter. Depuis l'invasion de cette maladie, elle était faible, se fatiguait facilement, et les pertes mensuelles se prolongeaient au-delà du terme ordinaire. Le mariage, loin d'amener dans l'état de santé de la malade le changement qu'on avait espéré, n'empêcha pas les désordres d'augmenter à un tel point qu'il lui fut bientôt impossible de faire plus de dix minutes de marche sans être exténuée. Une semaine après son mariage, les règles coulèrent pendant quinze jours, et, un mois après, elle faisait une fausse couche; la faiblesse était à son comble, l'appétit est tout-à-fait nul, et, son état menaçant d'empirer, le médecin qui lui donnait des soins se décida à lui faire suivre un traitement par l'eau froide.

Etat de la malade: Cette jeune dame, d'un tempérament lymphatique-nerveux, est grande, bien conformée; le teint est d'un blanc mat, avec nuance verdâtre; elle est considérablement amaigrie; tout son désir serait de manger des crudités, et la vue seule de la viande lui cause un dégoût insurmontable. Elle ne peut faire quelques pas qu'avec l'aide du bras de sa mère qui l'accompagne, et elle est obligée de s'asseoir à chaque instant; la constipation est presque permanente. Quelques selles dures apparaissent tous les dix jours, malgré les nombreux lavements qu'on lui fait prendre; elle a des palpitations violentes qu'elle semble vouloir comprimer en appliquant la main sur la région précordiale; le bruit de souffle se fait entendre à un haut degré, au cœur et dans les carotides; les jambes sont glacées, la peau est inerte, et dans l'intervalle de l'écoulement des règles la leucorrhée est très-abondante.

Traitement : Pendant les huit premiers jours, enveloppement sans sueur pour la préparer aux affusions tempérées qui lui sont faites. Déjà, par ce seul moyen, l'amélioration est manifeste; l'appétit est meilleur, elle mange de la viande, ce qu'elle n'avait pu faire depuis quatorze mois; elle marche un peu plus longtemps sans se reposer. Quand la peau eut reçu la première modification qu'il importait de lui faire subir, nous avons employé l'étuve humide suivie du bain entier froid d'une à trois minutes; quelques bains de siége d'abord tempérés, puis froids, la douche vaginale froide et la grande douche en poussière. A mesure que le traitement se faisait, on voyait se transformer cette intéressante malade. Le teint s'éclaircissait, prenait des tons plus rosés, le bruit de souffle était diminué, elle pouvait faire déjà de longues promenades et gravir le mont Mussy sans aucune fatigue; la température du corps était mieux équilibrée; le pouls, qui avait été si longtemps petit et fréquent, devenait plus régulier et plus fort. Par l'emploi de la ceinture mouillée et de quelques lavements froids, les fonctions digestives s'étaient rétablies, et on obtenait chaque jour des selles naturelles. Au bout d'un mois de traitement, la gaîté revenait et la guérison était complète. Nous avons appris quelques mois après que cette jeune dame, continuant, comme mesure hygiénique, des ablutions froides chaque matin, était devenue enceinte, et que la force nouvelle qu'elle avait acquise et qu'elle conservait faisait présager à sa grossesse une issue favorable.

OBSERVATION QUARANTE-CINQUIÈME.

N° 60. — HYSTÉRIE.—ACCÈS ÉPILEPTIFORMES. — SOMNAMBULISME SPONTANÉ SURVENU SOUS L'INFLUENCE SEULE DE L'EAU FROIDE.

Mlle *** J.... A....., fille de la campagne, âgée de 21 ans, petite taille, fortement musclée, visage coloré, cheveux noirs, apparence de la santé la plus parfaite, intelligence naturelle peu cultivée, est entrée à l'établissement hydrothérapique de Divonne le 10 mars 1852.

Cette jeune fille est atteinte depuis plus d'une année d'une affection hystérique avec accès épileptiformes non périodiques, pour laquelle elle a reçu des médecins de son voisinage les soins les plus éclairés. La menstruation qui s'est établie chez elle à l'âge de quinze ans suit toujours une marche très-régulière; toutes les autres fonctions se font avec la plus parfaite intégrité.

Avant son arrivée à Divonne, les accès hystériques paraissaient tous les huit jours environ et étaient ainsi caractérisés : elle éprouvait d'abord et sans aucun motif appréciable un sentiment de tristesse qui augmentait graduellement, puis une violente constriction vers l'épigastre; elle y portait aussitôt les mains; ses yeux se fermaient; elle se levait brusquement quand elle était assise, faisait deux ou trois pas, chancelait et tombait sur le sol, les membres entièrement roidis; la face devenait vultueuse, les mâchoires serrées sans écume à la bouche; les paupières s'entr'ouvraient spasmodiquement et laissaient apercevoir le globe de l'œil convulsé; les poings étaient fermés, les pouces tournés en dedans, les membres agités de mouvements convulsifs. Cet état durait pendant huit à dix minutes, après lesquelles le calme survenait brusquement; elle ouvrait les yeux, le regard était fixe; elle se relevait avec vivacité, regardait autour d'elle avec étonnement, et quelque soit le lieu où elle se trouvât, elle le quittait immédiatement sans proférer une parole, conservant sur sa physionomie un sentiment de tristesse et de honte inexprimable; elle se promenait quelque temps en évitant la société, et elle venait reprendre les travaux que la crise lui avait fait interrompre.

Trois heures après son arrivée à Divonne, elle a un accès hystérique semblable à celui que nous venons de décrire ; le lendemain seulement le traitement commence, et nous débutons le matin par une friction avec le drap mouillé et deux bains de siége froids dans la journée.

Le quatrième jour, une deuxième crise hystérique survient ; nous modifions le traitement déjà indiqué, et nous ordonnons l'enveloppement dans le drap mouillé suivi d'un lavage à 18°, plus deux bains de siége à 18° et d'une durée d'un quart d'heure, avec l'injonction de diminuer chaque jour la température de l'eau et la durée du bain. Ce traitement continue pendant plus d'un mois sans qu'aucune autre crise se manifeste.

Tout à coup et sans pouvoir y rattacher aucune cause, les crises reparaissent périodiquement tous les soirs à huit heures, au milieu du souper, mais déjà avec quelques modifications dans leurs formes et leurs caractères, c'est-à-dire que, pendant la crise qui commence et se termine à peu-près comme les précédentes, elle répond nettement aux questions qu'on lui adresse, et le calme de sa voix n'est nullement en rapport avec l'agitation générale de son corps. Dès ce moment, elle a une horreur invincible pour les personnes du sexe féminin qui l'approchent. Appelé aussitôt près d'elle, nous la trouvons étendue au milieu de la salle à manger ; nous faisons éloigner, sur sa demande impérieuse, les femmes qui lui portaient secours; elles se retirent dans le corridor voisin d'où nous sommes bientôt forcé de les renvoyer encore, parce que, même à cette distance, la malade ne peut les supporter.

Cette dernière, toujours étendue sur le sol, agite tous ses membres et pousse des cris désordonnés; le pouls est naturel; nous lui appliquons la main droite sur l'épigastre, presque à l'instant même le calme reparaît; le globe de l'œil reste toujours convulsé; la face est pourprée; les membres qui étaient roides avant l'application de la main sont détendus; nous lui adressons quelques paroles d'un ton bref et énergique, elle nous répond avec précision; nous lui ordonnons de se lever, de s'appuyer sur notre bras, elle obéit; la crise continue, et pendant que la malade semble ainsi domptée par la force de notre volonté, nous la faisons marcher non sans peine jusqu'à sa chambre distante d'une centaine de pas du lieu où nous nous trouvons.

Cette crise d'un caractère nouveau dure jusqu'au lendemain matin à neuf heures, et nous ne pouvons la quitter le soir qu'en lui promettant de fermer sa porte en dehors et d'emporter la clef avec nous, afin qu'elle reste entièrement seule, à l'abri surtout des personnes qui lui sont antipathiques.

Traitement: Enveloppement dans le drap mouillé,

suivi de la grande piscine; — douche en pluie générale d'une durée de deux minutes; — bains de siége à courant continu de cinq minutes; — pédiluve froid de trois minutes; — deux lavements froids dans la journée, et application jour et nuit de la ceinture mouillée, recouvrant le plexus solaire et les deux hypocondres; ce dernier appareil est renouvelé quatre fois par jour; — régime habituel avec privation de boissons et d'aliments excitants.

Pendant trois semaines environ, des crises semblables à celle dont nous venons de parler se renouvellent tous les soirs, et pendant toute leur durée la malade ressent pour diverses personnes des deux sexes des antipathies et des sympathies inexplicables. Vers le milieu de cette période, il survient un nouveau et curieux phénomène : toutes les personnes qui auparavant lui étaient sympathiques, qui pouvaient l'approcher pendant ses crises, lui deviennent antipathiques.

Après ces trois semaines écoulées, les accès changent encore de nature et présentent un autre ordre de phénomènes : ainsi, à huit heures du soir, la crise se présente comme à l'ordinaire, mais avec les caractères suivants : vers la fin de son souper, J... A... se met soudain à rire *aux éclats* pendant environ cinq à six minutes; elle agite ses membres convulsivement; ses yeux se ferment; le globe de l'œil se convulse ; elle frappe avec violence sur la table qui est devant elle; son rire est parfois entrecoupé de paroles brèves, saccadées, et souvent d'invectives contre les femmes qui mangent à la même table qu'elle ; le rire cesse tout-à-coup; elle se lève spontanément, sort de la salle avec précipitation et se promène dans le parc en présentant tous les phénomènes du somnambulisme lucide.

C'est dans ce moment qu'elle prédit, sans qu'on l'ait nullement questionnée à cet égard, que de nouvelles crises lui surviendront au bout de huit jours, pendant qu'elle sera dans ce même état de somnambulisme; elle indique l'heure précise à laquelle elles se montreront et le nombre d'accès dont chaque soir se composera sa crise.

Au jour indiqué par elle, c'est-à-dire le 14 mai à huit heures du soir, à peine est-elle entrée en somnambulisme qu'elle nous dit que la crise dont elle a parlé commencera à neuf heures; qu'il faudra la forcer à entrer dans sa chambre et à se coucher; qu'elle refusera, mais qu'il faut insister; elle ajoute qu'elle éprouvera un désir extrême de marcher et de courir; qu'il sera donc nécessaire d'être près d'elle en ce moment pour l'empêcher de sortir; elle indique elle-même les endroits très-éloignés où elle se rendrait de préférence si on la laissait libre; elle ressentira, dit-elle, une attraction irrésistible pour les hauteurs, la montagne, et une répulsion pour la plaine et les lieux où se rencontre beaucoup d'eau (1).

Déjà cinq minutes avant l'heure annoncée, elle refuse d'entrer dans sa chambre ; elle finit cependant par céder à nos sollicitations ; elle ferme elle-même hermétiquement les volets ; elle éteint la lumière et elle s'étend sur son lit. A l'heure précise, le premier accès de la crise commence : plaintes d'abord étouffées, puis cris extraordinairement aigus ; les membres s'agitent, se roidissent, les pouces toujours tournés vers la paume de la main ; le corps tout entier est en proie à des soubresauts violents et alternatifs ; il est tantôt courbé en arc comme dans l'opisthotonos, tantôt replié sur lui-même comme dans l'emprosthotonos. Pendant cette agitation tumultueuse, la malade frappe le lit, les murs et indistinctement tout ce qui l'environne ; bientôt elle veut s'élancer dehors, nous la repoussons dans son lit en nous appuyant sur elle de tout le poids de notre corps et en l'étreignant vigoureusement ; devant cette résistance, ses forces se centuplent, elle veut nous échapper : « *Laissez-moi donc sortir*, dit-elle avec rage, *je veux*

(1) Ce phénomène singulier n'est pas nouveau pour nous ; nous l'avons déjà très-souvent observé à Divonne chez d'autres hystériques.

sortir. » Ses bras, semblables à des barres de fer, prennent un point d'appui tantôt sur la muraille, tantôt sur le lit, et malgré toute la force que nous déployons nous ne pouvons la maintenir; le lit est bientôt entraîné au milieu de la chambre.

Dix minutes après, la respiration de rare et de concentrée qu'elle était devient précipitée, haletante, puis insensiblement diminue, s'affaiblit, et l'accès se termine par un profond soupir exprimant le soulagement. Elle rentre alors dans son premier état de *somnambulisme* et de calme; elle s'assied sur son lit et cause tranquillement avec nous de l'accès qui vient d'avoir lieu; elle en annonce quatre autres successifs pour la même soirée, devant présenter tous la même intensité et la même durée. L'intervalle de ces accès était chaque fois de sept à dix minutes, et elle pouvait toujours, sans jamais se tromper, indiquer le moment exact de leur retour.

Après le cinquième de ces accès, elle nous dit: « *C'est fini pour aujourd'hui, allez-vous-en; fermez ma porte et emportez la clef, je vais dormir tranquillement toute la nuit et je ne sortirai de ma crise que demain à neuf heures du matin.* »

Pendant les intervalles qui séparaient les accès, la malade désignait elle-même les opérations qu'elle devait faire le lendemain; elle reconnaissait que la nature de ses crises était très-favorable, qu'elles étaient produites par l'eau froide, et que sans ce traitement elle ne se serait jamais guérie.

Pendant la durée de son état somnambulique, elle tutoyait indistinctement tout le monde; tout sentiment de dignité personnelle et de respect pour les autres disparaissait; elle proférait des jurons énergiques et des blasphèmes tout-à-fait en opposition avec la bonté de son caractère naturel et la pureté de ses principes religieux.

Le lendemain 15 mai, même crise et même nombre d'accès; pendant un des intervalles de ceux-ci, elle prédit tout-à-coup que la dernière aurait lieu le 10 juin; que pendant ce laps de temps il s'en présenterait une tous les jours; que les accès seraient variables en nombre et en durée vers le milieu de cette période et qu'ils prendraient une intensité extrême du 3 au 10 juin. Elle ajouta qu'il fallait cesser le maillot humide et faire exclusivement usage de deux piscines par jour; elle fixe elle-même le 10 juin comme terme de sa maladie, en nous disant qu'elle resterait encore huit jours pour continuer sa cure, mais sans avoir de crise, et que le 19 juin elle pourrait retourner dans sa famille.

Ses prédictions se sont réalisées de point en point (il est inutile de dire ici qu'elle n'a jamais été prévenue de ce qu'elle annonçait dans son état somnambulique, parce qu'elle l'avait positivement défendu); le 10, eut lieu sa dernière crise, et le 19 elle pouvait partir quand, par une circonstance imprévue, elle consentit, sur notre proposition, à servir dans l'établissement même en qualité de femme de chambre. Elle remplit parfaitement ces fonctions assez pénibles pendant quatre mois sans qu'aucune crise reparût. Le 10 décembre dernier, nous avons reçu de ses nouvelles, et sa santé était des plus florissantes.

Pendant toute cette période de somnambulisme dont nous venons de parler, nous avons pu observer une foule de phénomènes fort remarquables de lucidité, de clairvoyance et de vue à distance bien et dûment constatés et vérifiés, sur lesquels nous ne croyons pas devoir nous étendre dans cet ouvrage.

Un fait important à signaler, c'est que, pendant les époques menstruelles, les crises et les accès étaient d'une violence encore plus grande.

Durée, trois mois. — *Guérison.*

Cette jeune fille, à laquelle nous portons le plus vif intérêt, n'a jamais eu d'autres crises; elle rentra à la maison au printemps de 1853, et depuis lors son service de femme de chambre se fit avec beaucoup d'ordre et de précision, sans qu'il nous fût possible d'apercevoir la moindre trace de cette cruelle et singulière maladie. (*Note de* 1855.

OBSERVATION QUARANTE-SIXIÈME.

N° 61. — SPASMES HYSTÉRIQUES DU DIAPHRAGME ET DE L'ESTOMAC,

Avec éructations inodores, bruyantes, disparaissant seulement pendant le sommeil.

Sexe féminin; âge, 52 ans; tempérament sanguin et nerveux; belle et forte constitution.

Cette maladie bizarre semble avoir pris son origine vers l'époque de la ménopause qui apparut il y a environ sept ans, en 1845.

Mme ***, entrée à l'établissement le 2 décembre 1851, a présenté une affection dont le caractère était identique à celle qui fait le sujet de l'observation 37e du compte rendu de 1851 (1). Celle qui nous occupe aujourd'hui n'a offert que cette différence : au lieu d'apparaître par accès, les spasmes étaient continus, se développant avec plus d'énergie sous l'influence de certaines causes que nous allons signaler, et disparaissant complètement pendant le sommeil. Dans l'état ordinaire, le nombre des éructations varie de huit à quinze à la minute, et dans la position horizontale elles sont moins bruyantes et plus éloignées. Quand la malade lit à haute voix, elles cessent

(1) P. Vidart, de la *Cure d'eau froide*, page 56. — 1852.

complètement pendant tout le temps que dure la lecture; il en est de même pendant les repas ou lorsqu'elle a de l'émotion et qu'elle verse des larmes.

La coloration du visage et la pesanteur de la tête coïncident toujours avec l'exacerbation de ce phénomène.

A l'exception de ces raptus sanguins qui sont assez fréquents, toutes les autres fonctions de l'économie se font avec régularité; il n'existe pas de palpitations; les digestions sont faciles, les selles régulières, le pouls est normal, sans présenter de variations; les extrémités inférieures sont le plus souvent froides, la peau est sèche, et la malade avoue n'avoir pas pu réussir à se faire transpirer depuis un grand nombre d'années; elle a même le sentiment qu'un refroidissement a été la cause première de sa maladie.

Les médications antispasmodique et dérivative ont été dirigées avec énergie et persévérance pendant les sept années qui précédèrent le traitement hydrothérapique; quelquefois une amélioration légère s'est manifestée, mais elle fut toujours de courte durée.

Traitement : Sudations suivies d'affusions tempérées, puis froides; bains de siége et bains de pieds dérivatifs; douche en pluie, ceinture mouillée.

Après un mois de ce traitement, pendant lequel

les symptômes indiqués ont pris une intensité plus grande, la malade va passer dans sa famille les fêtes du jour de l'an; elle y reste huit jours dans un état très-satisfaisant; l'amélioration est tellement remarquable qu'elle croit déjà toucher à la guérison; elle revient donc à Divonne pleine de courage et disposée à y rester tout le temps reconnu nécessaire.

Le traitement se continue sans être plus rigoureux, mais deux mois plus tard aucun changement ne s'est fait remarquer; l'état général est toujours tel qu'au premier jour. Ennemi de toute pratique exclusive, nous proposons alors à Mme *** d'associer au traitement hydrothérapique l'action stimulante et modificatrice de l'électricité. Attribuant ses spasmes à une innervation incomplète du diaphragme et de l'estomac, nous nous servons d'abord des chaînes électriques de M. Pulvermacher, imbibées d'eau légèrement acidulée, avec lesquelles nous couvrons la moitié du tronc à la hauteur de l'épigastre; le premier effet fut très-énergique, car il se manifesta au bout d'une heure à la région épigastrique un grand nombre de pustules, et la congestion vers la tête fut assez violente; nous diminuons le nombre des éléments par gradation et d'une manière insensible; mais la malade ne retire aucun avantage de cette application qui lui cause toujours beaucoup de fatigue. La difficulté que nous avions à mesurer l'énergie des courants, suivant l'impressionnabilité de la malade, nous détermina à recourir à l'appareil électro-médical de MM. Breton frères dont les courants qui s'en échappent ont lieu sans secousses et peuvent être modérés ou augmentés rapidement et à volonté. Après avoir mouillé légèrement avec de l'eau pure les parties de la peau sur lesquelles nous voulions agir, nous appliquons une des plaques de cuivre sur la région épigastrique, et l'autre vis-à-vis les vertèbres cervicales. Nous sommes alors témoin d'un singulier phénomène : si, voulant établir le courant avec une extrême modération, nous ne tirons au dehors le graduateur que d'un ou deux millimètres, en tournant la manivelle avec beaucoup de lenteur, à l'instant même les éructations sont à peine sensibles et ne se renouvellent que trois ou quatre fois dans cinq minutes; mais à mesure que nous développons davantage le graduateur et qu'enfin nous donnons à l'appareil toutes ses forces, elles apparaissent beaucoup plus bruyantes qu'à l'état ordinaire et se multiplient jusqu'à quinze par minute; et si, repoussant brusquement le graduateur, nous plaçons l'appareil dans la condition première, l'amélioration se manifeste comme auparavant.

Evidemment il était impossible de méconnaître

l'efficacité de ce procédé; nous en continuons l'application pendant plusieurs semaines entières en faisant durer la séance trois ou quatre heures de suite, et la renouvelant deux fois par jour. Le résultat définitif ne réalisa pas les espérances que nous avions conçues; l'état de la malade ne fut pas aggravé, mais il ne survint aucun amendement notable, si ce n'est de véritables sueurs critiques apparaissant ordinairement la nuit.

A quoi peut tenir cet insuccès? Quand on compare la maladie de la jeune personne faisant le sujet de l'observation trente-septième du compte-rendu de 1851 et celle qui nous occupe aujourd'hui, on est frappé tout d'abord de l'analogie qui existe entre elles et de la différence des résultats. En effet, chez celle-ci l'insuccès est complet, et à l'heure où nous écrivons ces lignes, celle-là n'a offert aucune récidive et sa santé est des plus florissantes. Chez toutes deux l'origine de la maladie datait de plusieurs années, et les traitements les plus rationnels avaient été de même appliqués sans aucun résultat; la différence entre ces deux cas ne reposerait donc absolument que : 1° sur l'âge, l'une étant dans toute la force et l'activité de la jeunesse, et l'autre sur le déclin de la vie; 2° et sur la forme même, la manifestation de la maladie; ainsi, chez la première, les éructations se présentaient deux fois par jour, par accès bien distincts, tandis que chez la dernière elles étaient continues.

Durée, cinq mois. — *Insuccès*.

OBSERVATION QUARANTE-SEPTIÈME.

N° 62. — ANÉMIE. — CHLOROSE, *à la suite de ménorrhagie presque continuelle*. — GROSSESSE.

Age, 25 ans; sexe féminin; tempérament lymphatique; constitution débile et appauvrie; causes : climat, genre de vie.

Depuis l'âge de puberté, Mme *** a présenté constamment le type du tempérament lymphatique et chlorotique; la menstruation, d'abord tardive, s'est peu à peu transformée en véritable hémorrhagie, accompagnée dans ses courts et rares intervalles de leucorrhée abondante; le sang a toujours été décoloré et sans plasticité. Mal dirigée au milieu des premières manifestations de la maladie, et abusant du repos qui semblait instinctivement nécessaire pour arrêter les progrès de ces ménorrhagies effrayantes, la malade avait vu son état s'aggraver insensiblement; quelques accès hystériformes, d'abord légers, prenaient déjà à leur tour une certaine intensité; soit qu'alors on ait voulu obvier à cet état de choses, soit qu'on n'ait fait seulement qu'obéir à un sentiment de convenance, toujours est-il que Mme **** se maria et que quelques mois après elle devint enceinte, redoutant plus que jamais de faire le moindre mouvement, et craignant à chaque instant de voir une fausse couche compromettre davantage sa santé si chancelante, et amener désormais des désordres plus graves encore. C'est dans ces dispositions générales que Mme *** vint à Divonne se placer sous nos soins.

Etat de la malade à son entrée : Mme *** est enceinte depuis trois mois; toute perte sanguine a cessé, mais la leucorrhée est habituelle et très-copieuse; elle est pâle, exsangue, sa faiblesse est très-grande, et la pesanteur qu'elle ressent constamment vers le siége semble lui présager l'imminence d'une hémorrhagie : aussi ses jours se passent-ils presque en entier sur une chaise longue; la marche l'effraie et l'accable, et l'action de monter l'escalier éveille des douleurs intolérables et des crampes à l'hypogastre. Depuis quelques années, elle a l'habitude de se laver à l'eau froide, mais sans suite et sans méthode; toutefois, malgré l'imperfection du procédé, on ne peut s'empêcher de reconnaître que ces lavages pratiqués chaque jour, ont dû servir à favoriser le développement de la grossesse qui certainement n'aurait pu s'établir si l'usage de l'eau froide, en tonifiant l'ensemble de l'organisme, n'eût modéré ces pertes abondantes. La constipation est ordinaire et l'appétit nul. Depuis trois mois, chaque fois que la malade s'approche du moment qui rappelle celui de la période menstruelle, le moral s'assombrit, elle verse des larmes accompagnées de spasmes et de suffocations hystériques; les nuits sont en général assez calmes.

Le *traitement*, composé de frictions avec le drap mouillé, de bains de siége toniques, d'affusions froides et, suivant l'indication, de quelques maillots humides, toniques et calmants, a été appliqué pendant toute la durée de la grossesse avec une extrême modération et la plus grande vigilance. Vers le sixième mois, elle pouvait déjà impunément se livrer à de petites promenades faites toujours avec une excessive prudence; enfin, arrivée heureusement à terme, elle accoucha d'un magnifique enfant qui, par son développement extraordinaire, la coloration et la fermeté de ses chairs, semblait avoir profité plus que sa mère des bénéfices du traitement.

L'allaitement maternel nous ayant paru impraticable, au bout de quelques jours nous confions l'enfant à une bonne et solide nourrice; quant à la mère, beaucoup moins éprouvée qu'on n'aurait pu s'y attendre, elle supporta admirablement cette secousse ; les suites de couches furent très-heureuses et six semaines plus tard les époques, apparaissant d'une manière *tout-à-fait normale*, durèrent trois jours et fournirent un sang de très-bonne nature ; la constipation avait depuis long-temps disparu, et l'appétit, qui ne s'était pas encore franchement développé, se réveilla sous l'influence du traitement hydrothérapique qui fut alors repris avec plus d'énergie.

Aujourd'hui la leucorrhée n'existe plus, la carnation est ferme et plus colorée, les époques se sont succédé avec régularité, ne durant jamais plus de trois ou quatre jours ; enfin, la métamorphose est complète.

OBSERVATION QUARANTE-HUITIÈME.

N° 63. — PNEUMATOSE DU TUBE DIGESTIF.

Age, 45 ans ; sexe masculin ; tempérament nerveux et sanguin ; constitution riche et puissante.

Circonstances commémoratives : Jusqu'à l'âge de 27 à 28 ans, M. *** a joui d'une parfaite santé ; à cette époque, il fut pour la première fois sujet à une sécrétion surabondante de mucosités qu'il expectorait tous les matins avec beaucoup de difficulté ; cette pituite dura dix ans. En 1838, il fut atteint d'une névralgie coxo-fémorale droite, qui dura quatre jours avec beaucoup de violence et dont il ne fut complètement débarrassé qu'après six mois de repos absolu. Trois ans après cette première atteinte, il en ressentit une seconde à la hanche du côté opposé; la période aiguë ne dura cette fois que vingt-quatre heures. En 1844, une névralgie de même nature envahit successivement les deux bras et s'irradia jusque vers les omoplates; il ne la vit disparaître qu'après six semaines de souffrances et sous l'influence seule de plusieurs bains de vapeur. Six mois après cette dernière manifestation, la pituite ayant complètement cessé, M. *** vit apparaître d'autres symptômes d'un genre tout nouveau; les digestions qui jusqu'alors s'étaient faites avec beaucoup de facilité devinrent lentes et laborieuses, et des gaz abondants amenèrent la distension de l'épigastre et de l'abdomen, soit à jeun, soit pendant ou après la digestion. Cette dyspepsie et les symptômes concomitants que nous allons décrire existent donc non-seulement depuis sept années, mais ils offrent encore aujourd'hui la même intensité qu'au premier jour.

Tel est maintenant l'*état du malade à son arrivée* à Divonne, le 1er août 1852 : quand M. *** entre dans un appartement trop chaud, trop petit, quand les facultés intellectuelles sont trop exercées, quand il se livre à la lecture ou quand il parle haut en public (circonstances dépendantes et obligatoires de sa profession), l'épigastre est immédiatement distendu par une quantité considérable de gaz, les jambes chancellent, la face se colore, la tête s'embarrasse, la vue se trouble, et toutes les fois que les gaz vont se produire, il en est averti quelques secondes à l'avance non par une douleur à l'épigastre, mais par un nuage qui semble, dit-il, lui traverser le cerveau, ou par un élancement dans le crâne, ou d'autres fois par une inclinaison de la tête qui a lieu légèrement, sans secousses, à droite ou à gauche.

Les digestions, rarement douloureuses, durent quelquefois sept à huit heures; pendant les trois ou quatre premières heures qui suivent le repas, le malade ne ressent aucun malaise, à condition toutefois de ne se livrer ni à un travail sérieux, ni au moindre exercice; mais, pendant les trois dernières heures du travail digestif, les gaz se produisent accompagnés des accidents cérébraux que nous venons de décrire. Aussitôt que la digestion est faite, quelque longue qu'elle ait été, la faim est immédiatement impérieuse, et il faut qu'à l'instant même il la satisfasse, sous peine d'être agité et d'augmenter la tympanite déjà considérable. Les légumes, les fruits, le gibier, le poisson, les viandes bouillies ne sont pas digérées; les viandes succulentes imparfaitement cuites sont au contraire d'une digestion facile; les nuits sont anxieuxes et accompagnées de rêves et de cauchemars; le pouls est toujours normal.

A jeun, si la distension produite par les gaz n'est pas très-prononcée, il peut avec vigueur piocher la terre pendant trois heures consécutives, ou bien pendant le même temps parcourir quinze kilomètres sans en éprouver la moindre fatigue. Après le repas, il ne pourrait faire ni l'un ni l'autre, et le fait le plus singulier c'est qu'il lui est impossible, soit à jeun, soit après le repas, de se tenir debout, immobile, pendant plus d'une minute sans voir les gaz se développer avec une extrême intensité et s'accompagner de tout le cortége des symptômes que nous avons rapportés plus haut. Depuis deux ans, quand il est appelé à parler en public, il ne peut le faire qu'étant assis.

Il éprouve quelquefois d'autres symptômes qui ne sont pas constants comme les derniers que nous avons cités : ils consistent en frémissements nerveux généraux, pendant la durée desquels il ressent une douleur à la partie postérieure du crâne correspondant à l'œil droit, des secousses dans les membres, des contractions spasmodiques au cou et des vertiges. Depuis plus de deux ans ces sensations diverses se produisent rarement;

quand les gaz n'existent pas, la tête est parfaitement libre. L'appétit est en général très-prononcé; il n'y a pas de constipation, mais la peau fonctionne d'une manière irrégulière et incomplète.

Traitement : Frictions avec le drap mouillé; bains de siége toniques; bains de pieds froids; maillot humide, suivi d'abord d'affusions générales, puis plus tard de l'immersion dans le bain froid; deux lavements froids dans la journée; douche en pluie et à colonne; ceinture mouillée en permanence.

Ce traitement a été graduellement appliqué pendant six semaines, et dirigé surtout contre l'atonie du tube digestif. Après avoir joui pendant les trois premières semaines d'une amélioration très-notable, il survint tout à coup un état fébrile, une véritable crise telle qu'on en observe souvent pendant le cours du traitement hydrothérapique. Cette surexcitation générale fut accompagnée de pandiculations, de prostration des forces et d'un état saburral de la muqueuse digestive; la peau était sèche, brûlante; la face congestionnée, le pouls plein à 120 pulsations à la minute. Cette crise, qui nous annonce ordinairement le réveil des forces vitales et le prélude d'un état meilleur, n'a duré chez ce malade que dix-huit heures environ; l'enveloppement dans le drap mouillé qui avait été suspendu fut alors repris avec succès, mais sous une autre forme, c'est-à-dire répété jusqu'à la réfrigération. Pendant cette période, l'exacerbation des symptômes primitifs se montra, comme cela arrive ordinairement en pareil cas; le traitement fut appliqué de nouveau avec la même énergie qu'auparavant; et après six semaines de séjour à Divonne, M. *** retourna dans sa famille, très-heureux d'être débarrassé d'une infirmité qui l'affectait profondément.

Nous devons dire cependant que, pour avoir raison d'une affection aussi ancienne et aussi invétérée, il fallait un traitement plus prolongé, ou tout au moins nous pensons qu'il sera nécessaire de renouveler cette cure dont on ne peut nier jusqu'à présent l'efficacité remarquable.

M. ***, parti de Divonne le 8 septembre, a continué pendant deux mois encore, et d'après nos conseils, la lotion froide le matin, la ceinture mouillée, un bain de siége le soir et quatre heures par jour d'exercice au grand air.

Voici les renseignements qu'il nous donne aujourd'hui sur sa santé « Je vais mieux, beaucoup mieux même qu'à Divonne, je me tiens debout et immobile sans inconvénient; je lis avec beaucoup moins de peine et plus longtemps; mes digestions sont promptes et faciles, et mes gaz ont presque complètement disparu; les élancements au cerveau, la vue trouble, les nuages, les frémissements nerveux, les palpitations dans les membres, tout cela n'existe plus. En résumé, cela va bien, je suis content, et j'ai décidément foi en l'eau froide. Les harangues en public, que je peux faire debout, me fatiguent dix fois moins qu'avant mon départ pour Divonne, mais elles me fatiguent encore, etc., etc. »

Sans vouloir établir la moindre solidarité entre les douleurs ressenties avant l'invasion de cette pneumatose et la pneumatose elle-même, il est cependant nécessaire de dire, pour rendre l'observation plus complète, que le rétablissement de l'innervation dans les fonctions digestives n'a nullement réveillé les différentes névralgies, qui semblaient dans le principe appartenir à la période d'incubation de la maladie que nous avons été plus récemment appelé à traiter.

N° 64. — NÉVROSE DE L'ESTOMAC AVEC ACCÈS ÉPILEPTIFORMES. — Traitement, huit semaines. — Guérison avec nécessité d'une deuxième cure.

N° 65. — NÉVROPATHIE, PARESSE INTESTINALE. — Traitement de six semaines. — Guérison.

N° 66. — HYPOCONDRIE, ENGORGEMENT CHRONIQUE DU FOIE, HÉMORRHOÏDES. — Traitement, huit semaines. — Guérison avec nécessité d'une deuxième cure.

N° 67. — HYPOCONDRIE. — Traitement, quatre semaines. — Guérison.

N° 68. — IRRITABILITÉ GÉNÉRALE, HYSTÉRIE. — Traitement, six semaines. — Guérison.

N° 69. — CHLOROSE, HYSTÉRIE. — Traitement, huit semaines. — Guérison.

N° 70. — HYPOCONDRIE AVEC MONOMANIE. — Traitement, huit semaines. — Même état. — Non succès.

N° 71. — AFFECTION A CARACTÈRE HYSTÉRIQUE ET CHLOROTIQUE. — Traitement, six semaines. — Guérison incomplète par un trop court séjour.

N° 72. — NÉVROPATHIE GÉNÉRALE. — Traitement, six semaines. — Guérison.

N° 73. — HYSTÉRIE AVEC DÉSORDRES GRAVES DU TUBE DIGESTIF. — Traitement, quinze semaines. — Guérison.

N° 74. — NÉVROPATHIE GÉNÉRALE, HYPOCONDRIE. — Traitement, six semaines. — Même état. — Non succès.

N° 75. — HYPOCONDRIE, ENGORGEMENT DES VISCÈRES ABDOMINAUX. — Traitement, sept semaines. — Guérison avec nécessité d'une deuxième cure.

N° 76. — HYPOCONDRIE, DOULEURS VAGUES ET ERRATIQUES. — Traitement, huit semaines. — Guérison.

N° 77. — NÉVROPATHIE GÉNÉRALE, IRRITABILITÉ NERVEUSE. — Traitement, huit semaines. — Guérison avec nécessité d'une deuxième cure.

N° 78. — HYSTÉRIE ET CHLOROSE. — Traitement, huit semaines. — Guérison avec nécessité d'une deuxième cure.

N° 79. — HYSTÉRIE, DÉSORDRES GRAVES, ABUS DES SAIGNÉES. — Traitement, deux semaines. — Guérison incomplète par trop court séjour.

N° 80. — HYSTÉRIE ET HYPOCONDRIE. — Traitement, huit semaines. — Guérison.

N° 81. — HYPOCONDRIE TRÈS-PRONONCÉE, HALLUCINATIONS. — Traitement, huit semaines. — Guérison.

N° 82. — SPASMES LARYNGÉS ET PHARYNGÉS HYSTÉRIQUES, PARESSE INTESTINALE. — Traitement, huit semaines. — Guérison avec nécessité d'une deuxième cure.

N° 83. — HYSTÉRIE, SPASMES PRESQUE CONTINUS DU DIAPHRAGME. — Traitement, huit semaines. — Guérison avec nécessité d'une deuxième cure.

N° 84. — NÉVROPATHIE, DOULEURS CARDIAQUES. — Traitement, huit semaines. — Guérison avec nécessité d'une deuxième cure.

N° 85. — IRRITABILITÉ NERVEUSE EXCESSIVE, APHONIE FRÉQUENTE. — Traitement, six semaines. — Guérison.

N° 86. — HYPOCONDRIE, ENTÉRALGIE. — Traitement, huit semaines. — Guérison.

N° 87. — IRRITATION ET FAIBLESSE GÉNÉRALE. — Traitement, dix semaines. — Guérison.

N° 88. — IRRITABILITÉ ET FAIBLESSE GÉNÉRALE. — Traitement, six semaines. — Guérison avec nécessité d'une deuxième cure.

N° 89. — HYPOCONDRIE, TROUBLE DES FONCTIONS DIGESTIVES. — Traitement, trois semaines. — Guérison avec nécessité d'une deuxième cure.

N° 90. — IRRITABILITÉ NERVEUSE. — Traitement, huit semaines. — Guérison.

N° 91. — IRRITABILITÉ NERVEUSE. — Traitement, quatre semaines. — Guérison.

N° 92. — NÉVROPATHIE GÉNÉRALE, ACCÈS HYSTÉRIFORMES. — Traitement, six semaines. — Guérison.

IVe SÉRIE.

Affections herpétiques. — Dartres.

OBSERVATION QUARANTE-NEUVIÈME.

N° 93. — PSORIASIS INVETERATA DATANT DE 12 ANS.

Mlle ***, âgée de 22 ans, tempérament sanguin, fortement constituée, est entrée à l'établissement le 24 juillet 1850. Cette jeune personne, atteinte d'un *psoriasis inveterata* et appartenant à une famille d'une constitution très-saine, avait contracté, ainsi que sa jeune sœur, à l'âge de 10 ans, une simple gale qui leur avait été communiquée par une domestique. Le traitement antipsorique fut immédiatement appliqué avec succès sur sa sœur; mais notre malade, d'un caractère apparemment plus difficile, ne voulut pas s'y soumettre. Les parents ne pouvant vaincre cette répugnance abandonnèrent l'enfant à elle-même; la gale disparut et on n'y pensa plus. Deux ans après, il survint tout-à-coup du malaise, des frissons, de la chaleur à la peau; il y eut accélération du pouls, de la céphalalgie, un certain trouble dans les fonctions digestives, et des symptômes herpétiques se manifestèrent. Des plaques dartreuses se montrent sur les parties de la peau qui sont d'un tissu plus ferme et plus serré, dans les régions voisines des aponévroses, à la surface externe des bras et des avant-bras, des cuisses et des jambes, aux articulations des genoux, des mains et des coudes. Ces plaques s'étendent d'abord, se réunissent, s'élèvent, et la sécrétion épidermique devient de plus en plus abondante. L'enfant n'était pas plus docile, et rien dans ce moment ne put la décider à suivre un traitement quelconque. Cet état dura une dizaine d'années, tantôt augmentant d'intensité, tantôt disparaissant pour ne laisser que quelques traces; notre malade est arrivée à l'âge de 22 ans, et l'amour-propre fit faire ce que les remontrances des parents n'avaient pu obtenir.

Etat de la malade : Les plaques dartreuses offrent l'aspect que nous venons de décrire; la peau est épaissie, en quelques points hypertrophiée; elle est tellement fendillée en tous sens que ce ne sont plus des squammes qu'elle présente, mais une véritable farine qui, remplissant les intervalles formés par les nombreux sillons, donne lieu à une desquammation des plus abondantes. Les surfaces sont rouges, peu enflammées; si on cherche à pincer la peau, à la soulever entre les doigts, elle semble altérée jusque dans ses couches les plus profondes. Elle laisse en outre aux doigts l'impression d'un corps rude, raboteux et inégal. Le moindre mouvement détermine des déchirures avec émission de sang. Indépendamment des parties affectées que nous avons déjà signalées, l'herpès a, depuis quelques mois, envahi les tempes, le cou et le pourtour des lèvres. La menstruation a commencé à l'âge de quinze ans et a toujours été régulière. Les fonctions digestives se sont toujours faites assez bien; mais, depuis quelques mois, l'appétit a disparu, et la malade a de fréquents maux de tête.

Traitement : Mlle *** est restée deux mois en traitement pendant lesquels, si ce n'est aux époques menstruelles, elle a fait deux étuves sèches par jour, suivies immédiatement d'immersion dans la piscine; dans l'intervalle de ces opérations, elle a pris journellement deux demi-bains froids à courant continu. Nous avions à faire à une constitution très-robuste, formée à la campagne; aussi, en vertu des principes qui nous servent de règle de conduite, nous n'hésitons pas à employer une eau d'autant plus froide que la force organique est plus grande. En effet cette basse température est tout de suite bien supportée; après un mois de traitement, les plaques ont pâli et diminué d'étendue. La malade se croit guérie;

nous la détrompons. Quelques jours après, des phénomènes de réaction se présentent; elle a de la fièvre, de l'insomnie; l'appétit qui avait reparu se perd de nouveau. Une éruption miliaire se manifeste sur tous les points que n'avait pas atteints la maladie; nous diminuons le nombre des enveloppements que nous remplaçons momentanément par l'étuve humide; elle a dans ce moment des sueurs vraiment critiques qui traversent les couvertures, le lit de sudation, et qui coulent sur le plancher. La fièvre étant calmée, nous reprenons l'étuve sèche; après le premier maillot, nous remarquons sur les bras et les jambes un certain nombre de pustules arrondies et quelques-unes ombiliquées comme celles de la variole; sous la ceinture mouillée que nous lui avions prescrite, puis sous les aisselles, au pli du bras et dans l'intervalle des doigts, une éruption vésiculeuse analogue à celle de la gale. Le traitement devient plus actif. Ces pustules acquièrent un volume considérable, surtout celles qui avaient paru sous la ceinture mouillée. Elles sont entourées d'une aréole inflammatoire; elles suppurent, et pendant que leur desquamation a lieu, de nouvelles pustules reparaissent, et à mesure qu'elles accomplissent ainsi leur évolution, l'affection herpétique s'efface complètement, et la peau devient plus souple. L'éruption pustuleuse commence à diminuer après la sixième semaine. Il ne reste plus de traces de la maladie première, et la santé est tout à fait rétablie. La malade part quinze jours après, très-heureuse de ce résultat, et dans la lettre qu'elle vient de nous écrire elle ne sait en quels termes exprimer sa reconnaissance.

N° 94. — PSORIASIS GUTTATA. — Traitement de sept semaines ; — Guérison incomplète, avec nécessité d'une seconde cure.

Ve SÉRIE.

Maladies des organes respiratoires.

OBSERVATION CINQUANTIÈME.

N° 95.— CATARRHE CHRONIQUE. — ÉTAT APOPLECTIQUE. — ENGORGEMENT DU FOIE.

M. ***, âgé de 57 ans, tempérament sanguin, entre à l'établissement le 10 mai, atteint depuis longtemps d'un catarrhe pulmonaire presque permanent, et qui redouble d'intensité aux approches de l'hiver. Il a tellement souffert dans la saison froide qui vient de s'écouler que, d'après les conseils de son médecin, il se décide à venir à Divonne pour y faire une cure d'eau froide.

Etat du malade : Constitution obèse, le cou est gros et court; la face est d'un rouge violacé; les yeux sont brillants et injectés, la voix est rauque et quelquefois gênée. Il éprouve des tintements d'oreilles. La toux est presque continue et provoque souvent quelques expectorations muqueuses, parfois striées de sang; la respiration est stertoreuse; les digestions sont lentes, les selles dures, les extrémités froides; la peau est sèche et ne fonctionne plus depuis longtemps, elle est couverte de flanelle; le foie dépasse de trois travers de doigt le bord inférieur des côtes. Ce malade est hypocondriaque; il apprécie la gravité de son affection, et il craint à toute heure de mourir d'une attaque d'apoplexie. Quand il est couché, il a de la peine à respirer; il se relève, il est en proie à une vague terreur, il marche une partie de la nuit, tant il a peur qu'on le trouve étouffé dans son lit. Il aimait autrefois beaucoup les plaisirs de la chasse, mais comme il y avait gagné un simple rhume il redoutait de nouveaux refroidissements. Aussi, depuis lors, à sa vie très-active avait succédé un repos complet et une existence tout à fait sédentaire. Il s'entourait de mille précautions qui, loin de prévenir d'autres maladies, ne faisaient qu'aggraver celle qu'il avait déjà; jamais il n'avait eu de boutons hémorrhoïdaux. Comme il n'avait pris jusqu'alors que des précautions contre le froid, non-seulement il ne comprenait pas pour sa maladie l'innocuité d'un traitement hydrothérapique, mais encore il redoutait la moindre application d'eau froide; il la considérait même comme très-dangereuse. Il ne s'y soumettait donc qu'à son corps défendant.

L'expérience sera toujours plus forte que les préjugés, et les malades qui, comme celui-ci, sauront par de sages avis se soustraire à l'influence des préventions, n'auront qu'à s'en féliciter.

Traitement : Nous étions placé ici en face de désordres graves, et d'une disposition fatale qui devait exiger les plus grands ménagements. Nous débutons par des frictions avec le drap mouillé, pour habituer la peau à l'impression du froid, et par des ablutions tempérées de 18 à 20°. Pour amener une dérivation vers le bassin, et faciliter l'apparition d'hémorrhoïdes qui auraient été très-salutaires, nous prescrivons des demi-bains, d'abord tempérés, puis à courant continu. Quand la réaction vers ces parties se manifeste franchement, nous ordonnons la douche ascendante qui, par son action toute locale, nous a réussi souvent en pareil cas; nous y ajoutons des bains de pieds dérivatifs; puis, l'état de la peau commençant à être un peu modifié, nous commençons les enveloppements dans l'étuve sèche avec des compresses humides-sèches sur la poitrine; nous prévenons toute congestion vers la tête par des compresses calmantes sur le front et par le renouvellement fréquent de l'air dans sa chambre. Cet enveloppement est suivi les premiers jours d'ablutions plus froides, et huit jours après il entre dans la grande piscine à 6° 1/2 centigrades, tout étonné de s'y sentir à l'aise. Il en sort avec la peau rosée, et ses préventions contre l'eau froide disparaissent avec le sentiment de chaleur et de bien-être qu'il ressent.

Depuis le commencement de son traitement, il ne tousse plus; il a déposé ses flanelles et, légèrement vêtu, il se promène au grand air; la respiration est libre, les yeux ne sont plus injectés; le visage est coloré, mais d'une teinte naturelle; les extrémités ne sont plus froides et les selles sont molles et abondantes. Le traitement dure deux mois, et quelques jours avant de nous quitter, après avoir eu quelque peine à aller à la garde-robe, il a pendant vingt-quatre heures un écoulement hémorrhoïdal. Comme ce malade comptait beaucoup sur l'apparition de ce flux pour hâter sa guérison, le moral en est impressionné très-favorablement ; il devient plus gai, plus expansif. Nous examinons la région hépatique, et le foie est à peu près dans l'état normal. Le malade nous quitte en nous promettant bien de ne jamais remettre de flanelle sur la peau, de suivre le régime hygiénique que nous lui prescrivons, et qui consiste surtout à faire beaucoup d'exercice soit à pied, soit à cheval, et il s'engage à revenir l'année suivante pour consolider sa guérison.

N° 96. — LARYNGITE CHRONIQUE A LA SUITE DE FRÉQUENTES COQUELUCHES. — Traitement, six semaines. — Guérison.

N° 97. — BRONCHITE AVEC EMPHYSÈME PULMONAIRE. — HYPOCONDRIE. — Traitement, six semaines. — Guérison incomplète avec nécessité d'une deuxième cure.

N° 98. — CATARRHE CHRONIQUE AVEC ASTHME. — DYSPEPSIE. — CONSTIPATION. — Traitement, cinq semaines. — Guérison incomplète avec nécessité d'une deuxième cure.

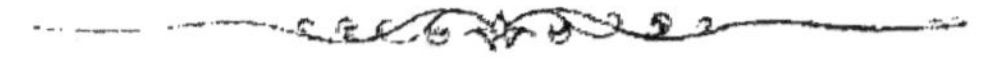

VIe SÉRIE.

Maladies du tube digestif.

OBSERVATION CINQUANTE-UNIÈME.

N° 99. — GASTRITE CHRONIQUE.

Maigreur excessive. — Etat voisin du marasme.

M. ***, âgé de 42 ans, entre à l'établissement le 11 juillet; il est atteint d'une gastrite qui, du type aigu, a passé au type chronique; les causes de cette première phlegmasie remontent, d'après les souvenirs du malade, à quatre années, et sont dues au chagrin profond qu'il éprouva à cette époque, en perdant tout à coup deux membres de sa famille qui lui étaient chers.

Etat du malade : Tempérament nerveux, constitution délabrée par de longues souffrances, maigreur squelettique; la peau rappelle les tons jaunes et mats de la cire, elle est tantôt recouverte d'une moiteur froide, tantôt sèche, chaude, surtout dans la paume des mains; douleurs épigastriques se manifestant quelquefois sous forme de crampes et d'élancements ; la douleur semble avoir disparu immédiatement après le repas ; elle est beaucoup plus prononcée quelques heures après l'ingestion des aliments ; il survient alors des éructations acides et des vomissements qui se produisent en général quatre ou cinq heures après le repas. Ce malade est constamment altéré ; la langue est couverte d'un enduit blanchâtre, elle est rouge à sa pointe ; la membrane muqueuse de la bouche présente une rougeur inflammatoire et est constamment parsemée d'aphthes ; le pouls est fébrile pendant la digestion, et un petit accès de fièvre, précédé d'un frisson, se montre tous les soirs à neuf heures. La digestion est accompagnée de céphalalgie, de migraine, de rougeur de la face ; la respiration est gênée ; ce malade se plaint aussi de lassitude, de faiblesses spontanées, et la maigreur qui ne fait qu'augmenter le plonge dans une profonde mélancolie. Les urines sont souvent sédimenteuses et les selles peu copieuses, très-dures et très-rares.

Traitement : Pendant les cinq premiers jours, frictions avec un drap trempé dans de l'eau tempérée, bains de siége à 25°, et pédiluves dérivatifs ; nous lui prescrivons de boire souvent, avant le repas et en petite quantité, de l'eau d'abord à 12°, puis à 8°, lorsque les symptômes diminuent d'intensité : nous arrivons ensuite à l'étuve humide : la première fois, le malade reste huit heures dans le maillot; la première impression du froid passée, une douce chaleur survient, et il prend patience, tant il a la persuasion que ce moyen doit lui être utile ; nous ne cherchons pas à obtenir la transpiration complète; quand la chaleur est généralement établie, nous le faisons descendre au bain où on lui pratique une ablution à 20°; ce moyen est employé chaque jour, et la température de l'eau est descendue graduellement jusqu'à 8°; un mois après le commencement de la cure, voici ce que nous observons : l'accès du soir a disparu, et les vomissements sont plus rares; la ceinture mouillée, que le malade porte depuis quinze jours, a amené une éruption miliaire sur toute la partie qu'elle recouvre; les selles sont plus fréquentes et plus naturelles. Cette amélioration du côté des fonctions digestives est pour nous très-importante, car elle nous donne la conviction que nous sommes dans une bonne voie pour triompher de cette maladie. L'appétit est meilleur; déjà quelques aliments ingérés et conservés ont pu, par leur assimilation, ranimer les forces éteintes ; le visage est plus riant ; déjà la transformation commence ; des compresses humides-sèches sont maintenues sur l'épigastre, elles se réchauffent facilement ; la ceinture mouillée entoure le bas-ventre ; nous recommandons au malade beaucoup d'exercice au grand air, de l'eau plus froide pour boisson, afin de stimuler toutes les fonctions organiques et de faciliter le travail de rénovation. Nous prescrivons bientôt, après l'enveloppement humide, la grande piscine qui est parfaitement supportée, puis chaque jour une douche en poussière qui produit une excitation générale à la peau.

Le traitement a duré deux mois. Les fonctions digestives s'accomplissent régulièrement; plus de fièvre, plus de vomissements; quelquefois seulement, quand ce malade s'écarte du régime alimentaire prescrit, il a quelques éructations; la peau prend en général une teinte rosée, la maigreur existe toujours; seulement, dans quelques parties du corps, elle a une tendance à disparaître. Du reste ce malade n'a jamais eu d'embonpoint. Dans les premiers jours de son traitement, il ne prenait à ses repas que du lait coupé avec de l'eau, des fruits cuits; il put supporter des aliments plus substantiels lorsque les vomissements diminuèrent; enfin, plus tard, sa nourriture fut celle de tous les autres malades, en évitant avec soin les acides et les crudités.

N° 100. — GASTRITE CHRONIQUE. — Traitement, dix semaines. — Guérison.

N° 101. — GASTRITE CHRONIQUE. — ÉRÉSIPÈLES

FRÉQUENTS. — Traitement, huit semaines. — Guérison.

N° 102. — GASTRO-HÉPATITE, DOULEURS VAGUES DANS LES MEMBRES INFÉRIEURS. — Traitement, huit semaines. — Guérison.

N° 103. — GASTRITE CHRONIQUE, GINGIVITE, APHTHES. — Traitement, huit semaines. — Guérison.

N° 104. — DYSPEPSIE. — Traitement, quatre semaines. — Guérison.

N° 105. — GASTRITE CHRONIQUE. — Traitement, cinq semaines. — Guérison.

N° 106. — GASTRO-ENTÉRITE CHRONIQUE, MAIGREUR EXCESSIVE, PERTES HÉMORRHOÏDALES FRÉQUENTES, AGLOBULIE. — Traitement, six semaines. — Guérison.

VIIe SÉRIE.

Maladies des organes génito - urinaires chez l'homme.

OBSERVATION CINQUANTE-DEUXIÈME.

N° 107. — SPERMATORRHÉE ; IMPUISSANCE COMPLÈTE.

M. ***, âgé de 26 ans, entre à l'établissement le 10 décembre pour une spermatorrhée datant de quatre années, et résultant de l'abus longtemps continué de l'onanisme.

Etat du malade : Sa faiblesse est si grande qu'on l'amène sur un char; il ne peut faire deux pas sans s'asseoir ; son tempérament est lymphatique et nerveux ; les frissons sont presque continuels, les pieds toujours froids ; l'appétit est complètement nul ; il y a de la constipation, et des pertes séminales aqueuses, n'ayant plus même l'odeur *sui generis*, se renouvellent cinq à six fois dans les vingt-quatre heures et même pendant les garde-robes ; le pouls est petit, filiforme, le sommeil agité ; il y a un commencement de marasme ; redoublement de fièvre tous les soirs, pendant laquelle le pouls s'élève à 140 pulsations.

Traitement : Frictions avec le drap mouillé deux fois par jour ; demi-bains tempérés d'abord à 25°, puis insensiblement à 10°; cette dernière opération se fait toujours avant midi, pour éviter, en la donnant le soir, une surexcitation vers les organes génitaux et des pollutions pendant la nuit.

Le 15, étuve humide le matin ; la température atmosphérique étant très-basse, l'enveloppement dure six heures, au bout desquelles seulement il transpire ; on lui fait une ablution à 20°, et tous les jours la température est abaissée et descendue à 9°.

Le 3 janvier, les enveloppements humides ont continué. Nous le faisons plonger dans la Divonne dont la température prise à sa source est dans toutes les saisons à 6° 1/2 centigrades.

Depuis huit jours, les pertes qui avaient continué, quoique avec moins de fréquence, ont tout à fait disparu ; l'appétit est meilleur, les digestions sont plus actives ; la ceinture mouillée que le malade porte constamment entretient la liberté du ventre et fortifie l'appareil génito-urinaire.

Jusqu'au 19 janvier, même traitement; une

perte pendant la nuit; le malade qui avait repris courage se désespère : nous ranimons son moral; nous lui promettons une guérison certaine à la condition d'avoir un peu de persévérance; sa confiance n'est pas ébranlée, mais ce qui le désole, c'est que lui, qui autrefois portait à un haut degré les signes de la virilité, ne peut plus avoir aucune érection. A la fin de janvier, les pertes séminales n'avaient pas reparu; le malade reprenait de l'embonpoint, de la vigueur; il faisait de longues promenades dans la neige sans se fatiguer; les nuits étaient calmes et les selles naturelles. Depuis que notre malade se sentait mieux, il nous demandait l'autorisation d'aller passer le dimanche à la ville, et il en revint un jour si glorieux et si fier que, sur notre demande, il nous avoua qu'il était tout-à-fait rassuré sur les craintes que lui avait d'abord inspirées son impuissance.

Le traitement continua jusqu'au 10 février; son état de santé était très-satisfaisant; il retourna dans sa famille où, deux mois après, il se maria. Les suites heureuses de cette union viennent de nous prouver, il y a quelques mois, que la guérison était décidément complète.

OBSERVATION CINQUANTE-TROISIÈME.

N° 108. — GONORRHÉE.

M. ***, âgé de 45 ans, entre à l'établissement le 24 juin, atteint d'une gonorrhée datant de trois jours.

État du malade : Ce malade, d'un tempérament lymphatique-sanguin, d'une forte constitution, a déjà eu pendant sa jeunesse trois gonorrhées successives; traitées par le copahu, le poivre cubèbe et les injections caustiques; la dernière remonte à quinze ans; il nous assure n'avoir entretenu depuis plusieurs années aucune relation suspecte. En l'interrogeant d'une manière plus pressée, il finit cependant par nous avouer que sa femme est atteinte depuis plusieurs mois d'une leucorrhée dont il ne peut expliquer l'origine. Les érections sont fréquentes et douloureuses; l'écoulement est muqueux et purulent. Le lendemain de son entrée, enveloppement dans le drap mouillé pendant une heure, puis une lotion de trois minutes à 20°; trois demi-bains dans la journée à 20°; il boit 15 verres d'eau par jour; le jour suivant, mêmes opérations; il n'a plus d'érections douloureuses, l'écoulement est déjà plus aqueux.

Le même traitement est continué jusqu'au 2 juillet. Il boit alors environ 20 à 25 verres d'eau par jour ; à cette époque l'écoulement a disparu, et le malade nous quitte enchanté d'un procédé qui lui a épargné l'emploi de remèdes qu'il ne se rappelle qu'avec dégoût.

N° 109. — SPERMATORRHÉE RÉSULTANT DE L'ONANISME ET DATANT DE DIX ANS. — Traitement, douze semaines. — Guérison.

VIIIe SÉRIE.

Maladies des organes génito-urinaires chez la femme.

OBSERVATION CINQUANTE-QUATRIÈME.

N° 110. — INFLAMMATION CHRONIQUE DE LA MUQUEUSE VAGINALE, ULCÉRATIONS DU COL DE LA MATRICE, LEUCORRHÉE.

Mme *** entre à l'établissement le 20 juillet, nous apportant de la part du médecin qui la soigne des détails antérieurs sur sa maladie et la relation du traitement qui a été suivi jusqu'à ce jour.

Etat de la malade : Tempérament lymphatique, constitution assez forte; cette jeune dame se plaint d'une pesanteur dans le bassin; le frottement et la marche lui font éprouver de la douleur et de l'irritation; à l'aide du spéculum, nous constatons une inflammation générale de la muqueuse vaginale, trois ulcérations siégeant au pourtour du col, et çà et là quelques traces de cicatrices résultant des fréquentes cautérisations qui ont été pratiquées.

La leucorrhée est permanente, et l'âcreté de l'écoulement a produit sur la peau des parties environnantes une éruption miliaire qui gêne beaucoup la malade; l'utérus nous paraît en bon état; l'émission de l'urine est douloureuse; les fonctions digestives se font mal; la malade est ordinairement constipée; la menstruation, assez abondante, a toujours été régulière.

Traitement : Etuve humide deux fois par jour, suivie d'un bain entier à 15°. Pendant la sudation nous faisons boire beaucoup d'eau froide; demi-bains tempérés à 16°, et chaque jour deux injections vaginales avec de l'eau presque tiède. Jusqu'au 30 juillet, même traitement; les injections seulement sont plus froides; nous commençons l'emploi de la douche vaginale en modérant la force du jet; elle est très-bien supportée; la malade est beaucoup mieux : les digestions sont plus actives, les selles régulières. Mme *** porte constamment sur le bas-ventre des compresses d'eau froide qu'elle renouvelle à chaque instant. La leucorrhée est beaucoup moins abondante; l'irritation extérieure est guérie; nous attendons, pour nous servir de nouveau du spéculum, que la cure soit terminée.

Jusqu'à la fin d'août le traitement est le même; nous examinons le col; toutes les ulcérations sont cicatrisées; il n'y a plus d'écoulement, et la muqueuse vaginale a repris une coloration normale. La malade nous quitte, et son médecin vient de nous écrire qu'il nous remerciait au nom de sa cliente de la guérison que nous avions obtenue.

N° 111. — INCONTINENCE D'URINE. — Traitement, douze semaines. — Même état. — Non succès.

N° 112. — INFLAMMATION SUBAIGUË DU COL DE LA MATRICE AVEC ABAISSEMENT, EMPLOI DES DOUCHES VAGINALES FROIDES. — Traitement, neuf semaines. — Guérison.

N° 113. — ENGORGEMENT DU COL UTÉRIN, ANTÉVERSION, HYPOCONDRIE, FROID AUX PIEDS, DYSPEPSIE. — Traitement, quatre semaines. — Guérison incomplète pour trop court séjour.

N° 114. — HYPÉRESTHÉSIE UTÉRO-VULVAIRE, PERTES BLANCHES. — Traitement, cinq semaines. — Douches froides. — Guérison.

N° 115. — ENGORGEMENT CHRONIQUE DU COL UTÉRIN, PERTES BLANCHES. — Traitement, six semaines. — Guérison.

N° 116. — VAGINITE. — Traitement, six semaines. — Guérison.

N° 117. — MENSTRUATION IRRÉGULIÈRE ET ABONDANTE, GASTRO-HÉPATITE CHRONIQUE. — Traitement, six semaines. — Guérison incomplète avec nécessité d'une deuxième cure.

IXe SÉRIE.

Maladies des organes parenchymateux de l'abdomen.

N° 118. — ENGORGEMENT DU FOIE, GASTRO-HÉPATITE CHRONIQUE. — Traitement, huit semaines. — Même état. — Non succès.

OBSERVATION CINQUANTE-CINQUIÈME.

N° 119. — DÉSORDRES GRAVES DU FOIE ET DU TUBE DIGESTIF.

M. ***, âgé de 40 ans, entre à l'établissement le 17 mai 1850; il est atteint depuis plusieurs années de dyspepsie accompagnée de vomissements et de flatuosités considérables; il fut soumis sans succès à tous les traitements indiqués en pareil cas.

Etat du malade : Tempérament nerveux-lymphatique, maigreur excessive, telle qu'à la première vue on lui donnerait au moins soixante ans. Après le repas, il n'éprouve pas de douleurs à l'épigastre, mais un gonflement considérable survient et augmente rapidement; tantôt il vomit seulement son dîner, tantôt les vomissements sont d'une toute autre nature; ils ont une odeur de levain, de pain fermenté; ils sont liquides, quelquefois d'une teinte jaune et verte, plus souvent grisâtre, et leur surface est recouverte d'une sorte de spume épaisse en fermentation; ces vomissements sont excessivement abondants et bien loin d'être en rapport avec les aliments ou les boissons ingérés; le ventre ballonné, bosselé, tympanisé, offre dans les intestins grêles un gargouillement remarquable; les vomissements sont précédés et suivis d'éructations fades, insipides et inodores; les urines sont rares et bourbeuses, et la constipation est habituelle. Ce malade éprouve toujours du soulagement quand il a de la diarrhée; la face est ordinairement terreuse, verdâtre. A l'examen de l'épigastre, rien ne dénote une affection squirrheuse, quoique tout l'aspect extérieur, notamment la teinte caractéristique de la peau, la fasse supposer dans le premier moment; ce qu'il y a de plus remarquable, c'est la digestion difficile des aliments les plus légers et les plus simples, tandis que la salade et les pommes crues sont très-bien supportées; le canal pancréatique est probablement oblitéré, car le malade ne peut digérer les corps gras; en résumé, tous les repas sont en général suivis des symptômes que nous venons d'énumérer.

Le diagnostic que nous avions porté sur cette maladie si bizarre ne dépendait pas d'une conviction bien arrêtée, car nous supposions dès le principe un défaut d'énergie dans les parois de l'estomac et un manque d'équilibre dans la production des sucs digestifs, et nous croyions que les médecins qui, avant nous, donnaient des soins à ce malade, ne se rendaient pas bien compte eux-mêmes des causes qui amenaient ces désordres; la preuve en est que souvent on lui avait administré, tantôt le remède contre le tœnia, tantôt le traitement antiphlogistique de la gastrite aiguë, et tout cela sans succès. Quelque temps après son arrivée à Divonne, il eut une crise caractéristique qui ébranla encore notre conviction mal établie; il se plaignit tout à coup au milieu de la nuit d'une douleur lancinante, pongitive dans l'hypocondre droit et dans la partie du dos correspondante; il ne pouvait supporter le contact le plus léger; il eut quelques vomissements de bile pure; les sclérotiques jaunirent, et la peau prit une teinte ictérique; il ne pouvait trouver une position susceptible d'alléger ses souffrances; il était en proie à des anxiétés inexprimables, s'accroupissait, se roulait sur lui-même, se pliait en deux, se comprimait fortement l'épigastre et se livrait à un balancement régulier pour tromper la douleur; la face était très-altérée, les yeux cernés, la gorge sèche, douloureuse, resserrée. Cet accès pénible dura deux heures; au bout de ce temps, il put se lever sans fièvre, sans souffrance, ayant seulement un peu de prostration. N'est-ce pas là tout le cortége des symptômes qui accompagnent les coliques hépatiques et le passage de calculs biliaires? Et ce qui pouvait encore justifier cette supposition, c'est qu'il ne supportait pas les nourritures animales, le jambon, les asperges et les artichauts, et qu'au contraire il se trouvait très-bien de l'usage des fruits acides et des boissons acidulées.

Traitement : Le 18, deux frictions avec le drap mouillé, deux demi-bains à 18°.

Du 20 mai au 25, étuve sèche suivie du grand bain à 18°.

Du 27 au 2 juin, même traitement; grande piscine, les symptômes semblent s'amender. En effet, les vomissements étaient plus rares, la ceinture mouillée qu'il portait sans cesse avait entretenu la diarrhée ; le malade était mieux.

Les lavements froids qu'il prenait chaque jour provoquaient quelquefois des selles toutes particulières et qui consistaient en une matière brune, molle, inodore, ayant la consistance du caoutchouc, contournée en spirales, pelotonnée, parfois rubanée, le plus souvent du diamètre d'un tuyau de plume ; cette matière, nageant dans le liquide diarrhéïque, atteignait quelquefois le volume d'un œuf de poule, d'autrefois elle était divisée en plusieurs pelotons de moindre grosseur, et présentant chacun les mêmes caractères.

Du 3 au 9, la constipation reparaît, mais n'aggrave pas son état ; l'amélioration persiste ; on suspend l'étuve sèche, et le traitement consiste en lavements froids et en demi-bains à courant continu ; la maigreur diminue, l'appétit revient.

Le 11, nouvelle crise comme celle qu'il eut en arrivant : ballonnement du ventre ; les vomissements redoublent avec la douleur de l'hypocondre droit ; nous revenons aux bains de siége à 10° et aux lavements froids avec application froide sur tout l'abdomen ; nous diminuons les aliments, nous les réduisons à une petite quantité à la fois, et jamais chauds; le laitage est supprimé; pendant cette crise, le pouls est à 72 ; les symptômes que présente cette nouvelle crise nous font encore croire davantage à la présence de calculs biliaires dans les conduits hépatiques ; aussi, malgré l'avis de certains hydropathes, ne considérant pas l'action de l'eau froide comme assez puissante pour pouvoir à elle seule en provoquer l'expulsion, nous nous décidons à lui faire prendre le remède de Durande, en continuant toutefois le traitement hydrothérapique.

Le 12, même régime, même traitement ; le malade est fatigué de la crise de la veille ; le gargouillement dans les petits intestins persiste ; il a plusieurs selles diarrhéïques ; nous supprimons la viande, et nous le mettons exclusivement à une alimentation toute végétale. Depuis ce moment jusqu'à la fin de sa cure qui a duré en tout trois mois, nous examinons minutieusement les garde-robes et les vomissements qui sont toujours très-abondants, pour nous assurer de la présence d'un calcul. Nous n'en apercevons aucune trace ; mais comme ces vomissements arrivaient à chaque instant de la nuit et du jour et même pendant les promenades, il se peut qu'il en ait expulsé sans s'en apercevoir, ou que le remède de Durande ait eu sur eux une action dissolvante ; ce qui nous le ferait supposer, c'est qu'au bout du deuxième mois de traitement, les vomissements ayant cessé subitement ainsi que les coliques hépatiques, le traitement hydrothérapique fut seul continué; le remède de Durande a été supprimé, l'embonpoint a reparu, les digestions se sont faites régulièrement, et la santé s'est améliorée de jour en jour. En admettant l'existence de calculs biliaires, certes, à notre avis, le remède de Durande aurait seul déterminé leur évacuation ou leur dissolution; mais nous ne voudrions pas enlever à l'eau froide l'importance de son action dans des désordres aussi graves; elle a servi, en stimulant les fonctions cutanées qui ne se faisaient plus depuis longtemps, à rétablir l'intégrité des fonctions digestives profondément troublées, et à précipiter une convalescence qui eût pu être très-longue.

Ce malade est parti très-heureux du changement qui s'était fait en lui; il a repris ses travaux de la campagne, et depuis longtemps sa santé n'avait été aussi florissante, lorsqu'un violent chagrin qui vint l'atteindre faillit un instant compromettre le bien-être qu'on avait obtenu. Nous avons reçu indirectement de ses nouvelles, et nous pouvons affirmer en tout cas qu'aucun des symptômes graves que nous avons signalés ne s'est présenté de nouveau.

Xe SÉRIE.

Maladies du système séreux.

N° 120. — ASCITE. — Traitement, une semaine. — Même état. — Non succès.

Nota : Cette malade ne devrait pas raisonnablement être comptée parmi les résultats négatifs, car elle est entrée à Divonne dans une position telle que la paracentèse de l'abdomen était seule indiquée, et que le traitement hydrothérapique ne pouvait avoir aucun effet salutaire. Nous l'inscrivons cependant par mesure de régularité.

XIe SÉRIE.

Syphilis.

N° 121. — SYPHILIS ET ACCIDENTS TERTIAIRES. — Traitement, six semaines. — Guérison.

N° 122. — DARTRES CIRCINNÉES. — Traitement, neuf semaines. — Guérison.

N° 123. — SYPHILIS, DARTRES DU SCROTUM. — Traitement, huit semaines. — Guérison.

N° 124. — DOULEURS OSTÉOCOPES DU CRANE, DES GENOUX ET DES TIBIAS. — Traitement, dix semaines. — Guérison.

XII° SÉRIE.

Des paralysies et des lésions des centres nerveux.

N° 125. — PARALYSIE PRESQUE COMPLÈTE DU MOUVEMENT ET DE LA SENSIBILITÉ DES MEMBRES INFÉRIEURS, CONSTIPATION, PARESSE DE LA VESSIE. — Traitement, dix semaines. — Guérison incomplète avec nécessité d'une deuxième cure.

N° 126. — HÉMIPLÉGIE DROITE, ÉPANCHEMENT DANS LE VENTRICULE GAUCHE, COMMENCEMENT D'ALTÉRATION DES FACULTÉS INTELLECTUELLES. — Traitement, trois semaines. — Guérison incomplète par indocilité.

N° 127. — CONTRACTURES VIOLENTES DANS LES JAMBES, LOCOMOTION DIFFICILE, LÉSION PROBABLE DES FAIS-

CEAUX POSTÉRIEURS DE LA MOELLE. — Traitement, douze semaines. — Même état. — Non succès.

N° 128. — PARALYSIE DE LA MAIN DROITE. — Traitement, neuf semaines. — Guérison avec nécessité d'une deuxième cure.

N° 129. — PARAPLÉGIE. — Traitement, cinq semaines. — Guérison incomplète par un trop court séjour.

XIIIe SÉRIE.

Des maladies aiguës.

N° 130. — ANGINE TONSILLAIRE. — Guérie en une nuit.

OBSERVATION CINQUANTE-SIXIÈME.

N° 131. — VARIOLOÏDE.

Pendant l'hiver de 1849 à 1850, une épidémie de variole se manifesta dans le village de Divonne. Elle prit pour un moment un caractère tellement grave que nous avons compté jusqu'à deux morts par jour ; il est vrai de dire que la plupart de ces derniers ont été victimes du préjugé enraciné dans les campagnes, qu'il faut laisser la maladie suivre son cours et donner à manger au malade pour qu'il ne souffre pas de la faim.

Tous ceux qui ont suivi ces pratiques sont morts infailliblement, les uns de la variole confluente avec gangrène et les autres d'une métastase pulmonaire très-fréquente au moment où la période d'éruption devait se faire. Plusieurs malades, entourés de bons soins et de sages conseils, ont été même victimes de cette marche insidieuse de la variole. C'était du reste le caractère qu'elle présentait généralement.

Le dimanche 6 février, au milieu de l'effroi général, ma femme se sent mal à l'aise; la langue est saburrale, l'appétit manque; céphalalgie; chaleur sèche et mordicante à la peau; pouls accéléré, quelques frissons. J'avoue que, certain de sa vaccine, je n'eus pas d'abord la pensée qu'elle pût être au nombre des victimes. La nuit suivante est très-agitée. Le lundi, tous les symptômes de la veille s'aggravent; je commence à avoir des craintes. Elle transpire abondamment; la peau est colorée, la langue très-chargée et rouge sur les bords et à la pointe; le pouls est à 130; les frissons reparaissent de temps en temps, et la température extérieure du corps reste toujours brûlante. Le mardi, même état. Une lutte terrible se fait en moi : je n'avais jamais vu employer, ni employé moi-même le traitement par l'eau froide dans des affections aussi graves vis-à-vis desquelles il est d'usage de prendre tant de minutieuses précautions, et cependant j'avais la certitude que l'emploi de cet agent était rationnel pour favoriser l'exphorèse cutanée. Je fais étendre sur un canapé deux couvertures de laine; je descends moi-même casser la glace pour pouvoir tremper un drap dans l'eau froide; après l'avoir exprimé modérément, je reviens l'étendre sur les couvertures. Je ferme exactement toutes les ouvertures de la chambre, considérant avec raison l'air froid comme dangereux lorsque la température du corps est élevée; après avoir complètement dépouillé ma femme de ses vêtements, je la prends dans mes bras pour l'étendre sur ce drap mouillé; pendant ce court trajet, je sens sous mes doigts sa peau si brûlante qu'on avouera qu'il fallait avoir une conviction bien ferme pour ne pas s'arrêter en chemin. Je l'enveloppe moi-même; la première impression est un sentiment de fraîcheur qui ne dure que deux secondes; le calorique est tellement en excès qu'au bout d'un instant ma femme est comme dans un véritable bain de vapeur; elle s'y trouve parfaitement bien : la tête est plus fraîche; elle ne sent plus dans tout le corps cette chaleur âcre et mordicante qui l'incommodait;

le pouls, consulté à l'artère temporale, marque seulement 85 pulsations. Au bout de trois heures de maillot, elle transpire abondamment; dans l'espace d'une demi-heure, je lui fais boire trois verres d'eau; quand, après l'ingestion du dernier, la transpiration est revenue, je fais apporter au milieu de la chambre un grand baquet vide; je la dépouille moi-même du drap et des couvertures, et, debout au milieu du baquet, elle reçoit successivement sur la tête et le corps trois arrosoirs d'eau froide; je la frictionne moi-même avec vigueur à l'aide d'un drap bien sec, et je la remets dans son lit. Pendant un quart-d'heure le pouls est filiforme, petit, concentré, à 100 pulsations; elle a quelques frissons; mais bientôt la réaction se fait, et une transpiration abondante et critique paraît d'elle-même et sans effort; la face devient bouffie et, à ma grande joie, j'aperçois une heure après des boutons de variole sur la joue droite, sur le menton, et une quantité innombrable sur le front. A cet égard, je me rappelai avoir commis une faute, qui ne compromettait il est vrai que les traits du visage, mais qui exaltait encore plus, si je puis le dire, le mérite de l'eau froide. Pendant la période d'invasion, cherchant autant que possible à calmer la céphalalgie, j'avais appliqué des compresses calmantes sur le front, au lieu de les placer à l'occiput, comme il est prescrit de le faire dans le traitement de cette maladie ; aussi, par ma faute, cette action et réaction successive, provoquée par la compresse d'eau froide, amena-t-elle dans cette partie du visage une éruption plus considérable. Deux heures après, tout le corps est couvert de magnifiques pustules varioliques ; les jours suivants, même traitement ; huit jours après, tout était terminé sans convalescence.

Il est bon de noter aussi une complication très-grave qui était bien de nature à ébranler ma résolution. Ma femme était nourrice depuis six mois, et elle avait même allaité son enfant pendant les trois jours de la période d'invasion. Celui-ci avait été vacciné dès le début de l'épidémie, et cette circonstance seule avait dû le préserver de la contagion. Je ne pouvais me préoccuper du lait, le danger était trop imminent d'un autre côté ; après la desquammation complète des pustules, j'administrai à ma femme, comme anti-laiteux, la tisane de canne, le petit-lait de Weiss ; la sécrétion du lait fut arrêtée, et quelques jours plus tard elle ne semblait pas avoir été malade.

TABLE DES MATIÈRES.

DEUXIÈME PARTIE. — CHAPITRE II.

PARTIE CLINIQUE.

Ire SÉRIE. — RHUMATISMES. — GOUTTE.

Pages.

www.ingramcontent.com/pod-product-compliance
Lightning Source LLC
LaVergne TN
LVHW020529230826
846091LV00002B/219

9782019664756